直接前方入路
微创髋关节置换术
Direct Anterior Approach Total Hip Replacement

主　编·马金忠
副主编·桑伟林　朱力波

上海科学技术出版社

图书在版编目（CIP）数据

直接前方入路微创髋关节置换术 / 马金忠主编. --
上海：上海科学技术出版社，2021.5
　　ISBN 978-7-5478-5288-0

　　Ⅰ．①直… Ⅱ．①马… Ⅲ．①髋关节置换术－显微外
科学 Ⅳ．①R687.4

　　中国版本图书馆CIP数据核字(2021)第052002号

直接前方入路微创髋关节置换术
主编·马金忠

上海世纪出版(集团)有限公司
上海 科 学 技 术 出 版 社　出版、发行
(上海钦州南路71号　邮政编码200235　www.sstp.cn)
上海中华商务联合印刷有限公司印刷
开本 889×1194　1/16　印张 8.5
字数：220千字
2021年5月第1版　2021年5月第1次印刷
ISBN 978 - 7 - 5478 - 5288 - 0/R · 2278
定价：128.00元

本书如有缺页、错装或坏损等严重质量问题，
请向工厂联系调换

内容提要

本书从直接前方入路微创髋关节置换手术的演变历史、应用解剖、标准手术步骤以及手术技巧等多个方面，系统地阐述了该技术的临床具体应用和操作。从常规简单初次人工髋关节置换，到复杂髋关节置换和翻修手术，深入浅出地描述了直接前方入路技术在几乎所有髋关节置换手术中的应用情况。

本书采用大量手术图片配合简明扼要的说明，使读者特别是该技术的初学者能够身临其境，更好地了解和掌握技术步骤和要点。相信本书的面世能够帮助关节置换外科医师更加清晰地认识该手术技术，缩短"学习曲线"，掌握手术要领，从而减少并发症的发生。

编者名单

主　编

马金忠

副主编

桑伟林　朱力波

编　者
（按姓氏笔画排序）

王　聪　毛信杰　刘　宇　还仁春

陆海明　邵　青　钟毅鸣　姜亚飞

徐　汛　徐以明　薛　松

序

1891年，德国医生 Gluck 用象牙制成的股骨头完成了世界首例人工（髋）关节置换手术，至今已有100多年的历史。据统计，目前全球每年的人工关节置换手术超过100万例。我国自20世纪50年代末起逐步开展人工髋关节置换。我国相关医师在学习国外同行的先进理念和技术的同时，拥有了大量临床实践经验，使我国的手术技术水平获得了迅猛的提高。每年实施的人工髋关节置换手术例数和手术质量，各种相关的材料研究与转化、技术革新与创新，以及大量的临床研究和人工智能的初步应用等，都取得了令人瞩目的进展。然而，我们也必须正视人工髋关节置换领域仍面临的各种困境：各地区间发展极不平衡；并发症尤其是感染、脱位、骨折等仍是临床工作的巨大挑战；临床疗效仍有待提高，以满足患者对术后快速康复的需求。

传统的人工髋关节置换技术多采用后外侧入路和前外侧入路，能够很好地显露术野，操作和学习也相对容易，在国内外均获得了良好的临床结果。然而，关节松动、脱位等手术并发症仍时有发生。骨科临床医师从未停止改良技术、提高效果的探索步伐；人工髋关节置换术也朝着更加微创、更加稳定和术后康复更快的方向迈进。

1881年，德国医生 Hueter 就曾在《外科学纲要》（*The Compendium of Surgery*）中描述了髋关节前方入路的手术及相关技术。此后，挪威裔美国医生 Marius N. Smith-Petersen 又将该入路重新进行阐述并大量应用于髋关节手术，学术界将其命名为"Smith-Petersen 入路"。经过100多年的不断发展和演变，"直接前方入路髋关节置换术"日趋成熟，并被大家认识和接受。上海交通大学附属第一人民医院马金忠教授团队是我国该领域的开拓者和先行者，2008年，他们在国内率先采用直接前方入路进行微创人工髋关节置换术，并开展了大量的临床研究和经验总结工作，为进一步提高人工髋关节置换的临床疗效、降低围手术期并发症、缩短学习曲线做出了许多努力和贡献。2010年起，他们每年举办直接前方入路微创髋关节置换技术的学习班，至今已成功举办11届，学员遍及全国30多个省市。马金忠教授团队通过10余年孜孜不倦的探索、持之以恒的努力，为该技术在国内的推广应用做出了重大贡献，也为进一步提高人工髋关节置换手术的临床疗效，促进国内人工髋关节置换与国际接轨、同步发展做出了巨大的努力。

如今，马金忠教授团队把他们 10 余年来开展直接前方入路髋关节置换手术的心得体会和技术技巧，结合国内外同行的研究经验和研究结果，编成了这部《直接前方入路微创髋关节置换术》。全书共 9 章，涵盖了直接前方入路微创髋关节置换术的历史沿革、简单初次置换术、复杂初次置换和翻修术、并发症处理、术后康复等。我相信这部凝聚了马金忠教授团队多年临床经验和心血的专业著作，对于无论是已有一定手术基础的关节外科医师，还是初学者、研究生，都是难得的指导教材，可以帮助大家减少手术并发症，提高髋关节置换的临床疗效。

　　希望广大读者都能从中受益。在此，衷心祝贺《直接前方入路微创髋关节置换术》的付梓出版。

张英泽

中国工程院院士

中华医学会骨科学分会主任委员

2021 年 2 月

前　言

　　直接前方入路微创髋关节置换术是当今关节外科非常重要的微创技术之一，也是近十年来被广泛讨论的热点。该技术通过髋关节前方的神经肌肉间隙进行人工髋关节置换，能够减轻疼痛并加快术后的康复速度。尽管传统的后外侧入路和外侧入路已经取得了优异的临床效果，但我们仍然愿意尝试直接前方入路髋关节置换术。2008年至今，我们已经开展这项技术12年之久，发现直接前方入路在手术麻醉管理、肢体等长以及术后早期康复等方面确实具有一定的优势，这是十余年来我们愿意坚持这项技术的主要原因。

　　根据我们的经验，影响初学者开展直接前方入路髋关节置换手术的最主要原因是学习曲线，以及可能由此而产生的各种并发症。为此，我们从2010年至今，连续举办了十一届"直接前方入路髋关节置换技术"的国家级继续教育学习班。通过系统地讲述该技术的手术步骤、手术技巧等，结合我们十余年的临床经验和相关解剖、临床研究结果，同时邀请国内外著名关节外科大师一起授课，已经使数千名关节外科医师掌握了该手术技术，并能够熟练地进行临床应用。但是，由于多种原因，还有许多广大有志于直接前方入路髋关节置换手术的医师无法得到系统性的学习和培训，所以我们想通过此书的出版让更多的年轻医师了解和掌握该技术。

　　本书从直接前方入路手术演变的历史开始，通过对手术的基本步骤、简单和复杂初次髋关节置换术的介绍，逐渐过渡到在其翻修手术中的应用，配合大量手术图片，深入浅出地对直接前方入路技术进行全面和系统的阐释。书中对于如何避免并发症、缩短学习曲线的手术技巧，特别进行了强调和说明，使初学者能够更好地克服开展初期的各种困难。我们希望通过本书，广大致力于直接前方入路微创髋关节置换术的医师有所收获，使手术取得更好的临床效果。

马金忠

上海交通大学附属第一人民医院

骨科（南部）执行主任

2021年1月

目　录

第一章

直接前方入路髋关节置换术的历史及手术基础

第一节·直接前方入路手术的历史与发展

通过前方入路进行髋关节手术已经有很久的历史,几乎所有的髋关节手术都可以通过该入路进行。1881 年德国医生 Hueter 首先在他的著作——*Der Grundris s der Chirurgie（the Compendium of Surgery）*《外科学纲要》中详细描述了髋关节前方入路的手术及相关技术(图 1-1)。Hueter 出身医学世家,父亲也是一位外科教授。他于 1854 年开始学习医学,1858 年获得医学博士,之后在维也纳、柏林、英格兰和苏格兰接受医学教育。1861—1863 年 Hueter 在巴黎解剖研究所工作,之后担任 Virchow 和 Langenbeck 的助手。尽管 Hueter 是第一位描述前方入路髋关节手术的外科医生,但是真正将这个前方入路广泛在世界范围推广的是一位挪威裔美国医生 Marius N. Smith-Petersen,他在 1917 年将该入路重新进行了阐述,并在其职业生涯中大量应用,所以后来学术界就将该入路命名为"Smith-Petersen 入路"("S-P入路")(图 1-2)。当时,这一入路被广泛用于治疗各种髋关节疾病,比如先天性髋关节发育不良、髋关节骨

折以及股骨髋臼撞击症等等。随后,又有许多外科医生将这个入路进行重新描述、改良和在不同髋部疾病中的应用,包括 Judet(1950 年)、O'Brien(1955 年)等,并将这种入路逐步发扬光大。但 Hueter 的这一前方手术入路也经历了转折,特别是当 Charnley 的经转子入路髋关节手术术式的成功应用并取得了非常好的临床疗效,前方入路在那个时期的应用也越来越少了。

直到 1978 年,Wagner 发现前方入路在髋关节表面置换术中的应用价值,并报道了利用该入路进行髋关节表面置换术的临床应用和疗效,又重新将这一入路带入外科医生的视野。此后 1985 年,Judet 报道了利用骨科手术床进行前方入路全髋关节置换手术。他发现由于不进行大转子截骨,术后有望获得早期更快的康复。Light 和 Keggi 之后又接过了接力棒,将这一入路应用于髋关节手术,特别是在微创髋关节置换理念的逐步应用过程中,随着 Matta、Judet 兄弟等医生不断的加入,发展到现代的微创前方入路人工髋关节置换技术。

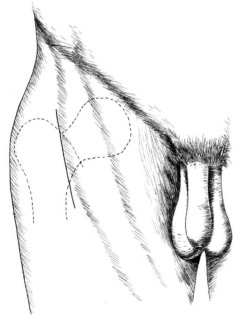

图 1-1 Hueter 在 1881 年首次阐述了髋关节前方入路的手术技术图示

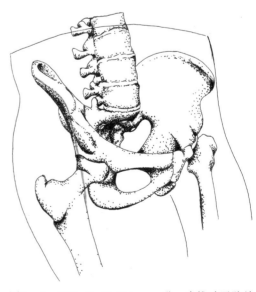

图 1-2 MN. Smith-Petersen 进一步推动了髋关节前方入路的手术技术,使得该手术入路被全世界所熟悉,被广泛称为"S-P 入路"

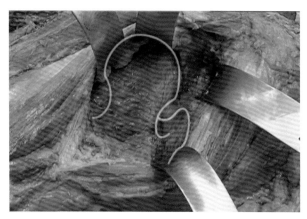

图 1-3 DAA 是从前方阔筋膜张肌和股直肌间隙进入髋关节，不直接切段肌肉和肌腱。图中（白线）显示股骨头和大转子轮廓；左上方被牵开的是股直肌，右下方牵开的是阔筋膜张肌

尽管这种前方入路髋关节置换术有许多不同的名称和叫法，但其手术入路都是通过阔筋膜张肌与股直肌、缝匠肌之间的肌间隙（图 1-3），通过髋关节前方直达手术部位，是一种真正从肌间隙进入的微创入路，有着较好的肌肉保护、不易损伤运动神经、术后脱位率低、康复快等优势，应用前景十分

广阔。但由于这个手术入路起初对于技术要求较高，需要特殊的手术床及手术工具、学习曲线等问题，在很长一段时间内并没有引起太多外科医生的兴趣。直到最近几十年，随着技术培训推广的普及以及人工关节假体和工具的设计研发进步，在欧洲、北美及日本等国家逐渐被越来越多的关节外科医生所重视。

2010 年以后，国内越来越多的关节外科医生开始逐步采用这种直接前方入路（direct anterior approach, DAA）进行全髋关节或半髋关节置换术，并且在国内逐渐推广应用。然而，在北美、欧洲等发达国家和地区，采用这种 DAA 进行全髋关节置换的比例越来越高，甚至有超过传统后侧和外侧入路的趋势。由于这种入路的微创和术后早期康复较快的优点，据统计，美国约 20%～30% 的人工髋关节置换手术采用该入路，并且这一比例仍在不断增长，到 2020 年这一比例可能会接近 50%。由于其手术疼痛较轻、术后关节稳定性好、康复速度加快，与其他手术入路相比具有一定的优势，有文献认为这代表着微创髋关节置换术的发展方向。

第二节·直接前方入路手术的应用解剖

1. 浅层解剖·DAA 手术入路的皮肤切口一般起始于髂前上棘外侧远端 2 cm 左右（根据不同体型略有改变）沿阔筋膜张肌在体表的投影并朝腓骨头方向（图 1-4）。阔筋膜张肌位于大腿上部前外侧，起自髂前上棘和髂嵴，肌腹被包在两层阔筋膜之间，向下移行为髂胫束，止于胫骨外侧髁。即使在肥胖患者中，阔筋膜张肌肌腹部分也可以通过旋转髋关节来识别。通过向外侧横向牵拉阔筋膜张肌，显露出阔筋膜张肌与股直肌之间的间隙，便可以进入到肌肉深层以及髋关节囊前部。

与后侧入路相比，即使在体型较胖的患者中，该处的皮下脂肪组织也相对较少，同时骨性和软组织标记（即髂前上棘、耻骨联合、大转子和腹股沟皱

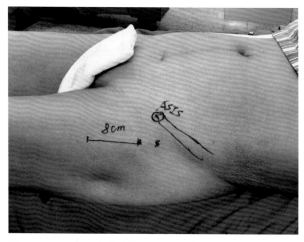

图 1-4 DAA 手术体表标记及切口位置。图中所示 ASIS 为髂前上棘，根据个体差异以此骨性标记向外侧及远端各约 1～2 cm，沿阔筋膜张肌轮廓向远端作约 8 cm 切口

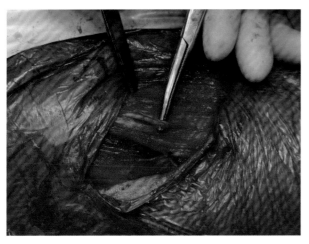

图 1-5　关闭切口筋膜时,血管钳指示的股外侧皮神经主干部分,位于切口内侧,缝合时需仔细分辨筋膜和其上走行的神经及其分支,避免将其缝合

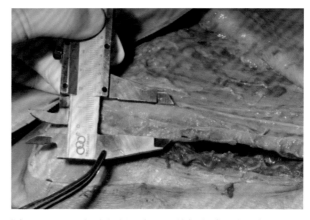

图 1-6　切口部位解剖观察。股外侧皮神经主干部分在阔筋膜张肌筋膜切开部位的内侧,距离筋膜切口约 1.6 cm,在手术操作时需要避免损伤该神经

褶)也较容易辨识。

此处作皮肤切口时需要注意的是不要伤及股外侧皮神经(lateral femoral cutaneous nerve, LFCN)。由于股外侧皮神经在此处存在较大的分布变异,LFCN 在穿过腹股沟韧带后的主干部分常可以分为臀支和股支。股支大多沿着缝匠肌方向或缝匠肌与阔筋膜张肌的肌间隙方向走行(图1-5 和图 1-6);臀支则是向后侧方向走行。这些分支在 DAA 切口的整个长度上都有损伤风险,特别是在 ASIS 远端 24~92 mm,因此 DAA 手术后发生 LFCN 损伤的比例较高,有报道最高可达 80%,

尤其是在进行 Bikini 切口时更需要谨慎。Diana 等通过解剖研究发现,LFCN 在腹股沟韧带以远存在大概三种分布变异:缝匠肌型(sartorius-type)(36%)、后主干型(posterior-type)(32%)和多分支型(fan-type)(32%)。而多分支型几乎是不可避免会发生 DAA 术后股外侧皮神经部分损伤症状。

2. 深层解剖·以下与 DAA 相关的髋部周围肌肉组织需要熟悉,包括其起止点、血管和神经的支配,在进行软组织松解和显露操作时,需要注意其位置,具体见表 1-1。

表 1-1　DAA 手术入路相关肌群的解剖要点

肌群分类	肌肉名称	起点	止点	支配的神经	血管供应
屈髋肌群	股直肌	髂前下棘和髋臼上缘	髌骨	股神经	旋股外侧动脉
	髂肌	髂窝	股骨小转子	股神经	旋股内侧动脉
	腰大肌	腰椎前外侧	股骨小转子	L1~L3 神经根	腰动脉
外展肌群	阔筋膜张肌	髂峰前方和髂前上棘	髂胫束	臀上神经	臀上动脉和臀内动脉
	臀小肌	髂骨侧面	股骨大转子	臀上神经	臀上动脉
	臀中肌	髂骨外侧	股骨大转子	臀上神经	臀上动脉
伸髋肌群	臀大肌	起自髂骨、骶骨、尾骨及骶结节韧带的背面	臀肌粗隆和髂胫束	臀下神经	臀上动脉、臀下动脉
外旋肌群	梨状肌	骶骨前表面	股骨大转子后方	L5~S1 神经根	臀上动脉、臀下动脉、阴部内动脉

（续表）

肌群分类	肌肉名称	起点	止点	支配的神经	血管供应
其他相关肌群	联合腱	闭孔周围	大转子内侧面	L5～S1 神经根	臀上动脉、臀下动脉、阴部内动脉
	缝匠肌	髂前上棘	胫骨近端内侧面	股神经	旋股外侧动脉、膝下动脉
	股外侧肌	股骨粗线外侧唇	髌骨	股神经	旋股外侧动脉和股深动脉

切开阔筋膜张肌的外层筋膜并将肌腹牵向外侧后，即可进入 DAA 的深层解剖肌肉间隙——阔筋膜张肌与股直肌之间的间隙。在这个深层的肌肉间隙中，最重要的是需要仔细寻找旋股外侧血管

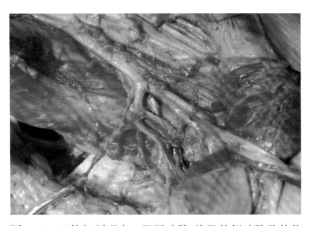

图 1-7 尸体解剖观察。股深动脉、旋股外侧动脉及其伴行的静脉，旋股外侧动脉和静脉是 DAA 中需要仔细寻找和严密电凝的唯一一组血管

的分支，一般有两三束，几乎没有缺如，若未发现这组血管往往意味着进入了错误的肌肉间隙（图 1-7）。旋股外侧血管的分支需要进行仔细的电凝或结扎，该动脉的出血将影响到此后的手术操作或者形成术后局部血肿而需要再次手术处理（图 1-8）。

注意股直肌有两个起点：一个起点位于髂前下棘，另一个返折头起于髋臼前缘。返折头有时候需要进行适当的松解，连同内侧的髂肌从髋关节囊和髋臼的上缘一起被拉向内侧以暴露出前方髋关节囊。髂肌是一块大小可变的肌肉，起源于髂窝和前内侧髋臼囊，被认为有助于髋关节前方的控制和稳定。

安全放置前后上下四把髋臼拉钩对于手术操作非常重要（图 1-9），因此需要了解髋臼周围的解剖结构。其中一把尖拉钩被放置在股直肌返折头下、髂腰肌外侧、髋臼骨质前缘，但它会使股神经血管结构和髂腰肌腱处于危险之中，尤其是股神经。

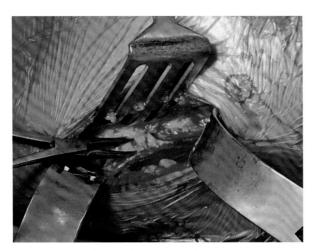

图 1-8 DAA 手术图示。向外牵开阔筋膜张肌，向内牵开股直肌，然后在该肌间隙寻找和处理旋股外侧血管，这步骤需要仔细分离，充分电凝或结扎。这组血管可有变异，一般位于切口中部

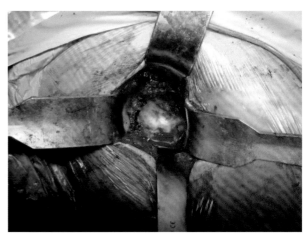

图 1-9 四把髋臼拉钩接近互相垂直的角度放置，可以充分显露髋臼，进行盂唇、骨赘清理和其他操作。特别注意髋臼前壁拉钩的深度和位置，避免损伤重要神经血管结构

Tetsuro 等通过监测 DAA 术中股神经运动电位振幅发现,放置髋臼前缘拉钩后运动电位振幅减少到 54%,但是到手术结束后又可以即刻恢复到 77% 左右,因此放置髋臼前方拉钩时应谨慎。髋臼后方的拉钩位于关节囊内和盂唇浅部之间,风险较小。下方的拉钩(如果使用)放置在髋臼横韧带外侧,但有损伤闭孔内血管神经的可能。如果在手术过程中需要取出和更换拉钩,则应放置在临近骨结构的相同位置上,以避免损伤或危及周围的组织结构。

解剖研究也发现了放置髋臼周围拉钩时与周围重要组织结构的位置关系(图 1－10)。Soubter 等人使用术前 CT 扫描和尸体解剖来研究髋臼周围的拉钩位置。他们发现在髋臼前壁上的拉钩距离内侧的股神经血管束约 1 cm 左右。McChanigie 等人还研究了髋部拉钩放置与神经血管结构之间的关系。前侧拉钩应放置在髂腰肌外下方,并且需在股神经的下方。如果拉钩在手术中重新改变位置,则必须注意它是在骨和腰肌腱之间,从而保护股神经血管束。错误的拉钩放置会导致股神经在拉钩顶端附近并被压迫。

下方拉钩在髋臼横韧带下,当施加压力便可以获得髋臼的显露,但此拉钩常与闭孔神经和/或血管直接接触。为了减少对闭孔神经血管束的损伤,又不影响操作,最好使用短钝的双齿拉钩,但手柄需要有一定的长度。根据我们的经验,髋臼

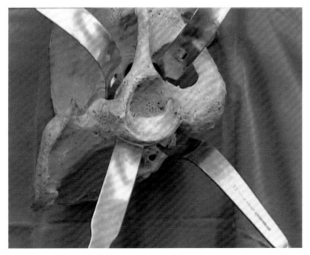

图 1－10　右侧髋关节髋臼周围拉钩摆放示意图。特别注意髋臼前壁和内侧的拉钩位置和深度

显露至少需要放置内侧、上方、后部和下方 4 把拉钩来获得髋臼良好暴露的视野,并避免损伤闭孔内结构。闭孔神经的损伤可能难以诊断,常表现为髋内收无力、腹股沟疼痛和大腿内侧的麻木。

臀上神经由第四和第五腰椎腹侧分支和第一骶椎神经的后支产生,支配臀中肌、臀小肌和阔筋膜张肌。Karl、Nogler 等通过解剖研究发现,臀上神经在进入阔筋膜张肌的部位距离旋股外侧血管分支约 1 cm,距离股骨大转子约 39 mm,因此在电凝血管和牵拉阔筋膜张肌时,需要注意避免损伤,造成后期阔筋膜张肌萎缩,从而造成局部外观的异常。

股静脉压迫造成血流瘀滞和随之而来的深静脉血栓(deep vein thrombosis,DVT)的风险,在后侧入路和 DAA 中都可能发生。后侧入路由于髋关节脱位时的极度屈曲和内旋,而 DAA 则多是由于髋臼前缘拉钩的直接压迫。Mendice 等表明,在 DAA 行全髋置换术中,当肢体位置不影响股静脉血流量时,髋臼前缘或髋臼周围的尖齿拉钩可阻塞股静脉血流。

股骨的骨性解剖、周围肌肉肌腱的止点·股骨侧的显露和操作是 DAA－THA 手术的重点和难点所在。在 DAA 中股骨的安全暴露需要充分的股骨近端关节囊松解,以使得股骨近端能够被抬升至切口水平。有时候在特别僵硬的髋关节甚至需要部分松解外旋肌,至少需要能够使得拉钩能插入大转子后方进行撬拨。不充分的松解可能会导致股骨显露不完全,并可能出现大转子骨折的风险。股骨近端松解的程度取决于每个髋关节的活动度,充分松解释放关节囊的后外侧部分(图 1－11),配合肢体有效的内收后伸和外旋,有利于股骨近端的显露(图 1－12)。

本节要点

(1) 通过选择正确的切口位置,最大限度地避免损伤股外侧皮神经(LFCN)。

(2) 仔细寻找旋股外侧血管的分支及其变异,充分电凝或结扎,避免术中失血造成显露不

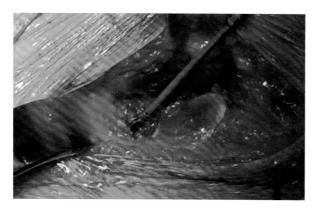

图1-11 用电刀松解大转子附近的髋关节后外侧关节囊。大转子拉钩撬拨的同时逐步松解(边松解边评估),配合患侧肢体内收外旋和后伸,直至股骨近端显露充分,方便操作

佳或者术后血肿形成,甚至需要再次手术探查止血。

（3）放置髋臼前缘和内侧拉钩时,始终注意前方髂腰肌内的股血管和股神经,避免过度牵拉。

（4）充分松解后外侧关节囊进行股骨近端显露及操作,避免大转子骨折发生。

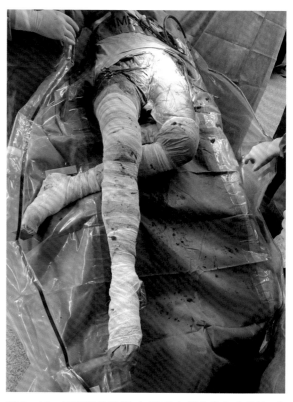

图1-12 显露股骨近端时,需要患侧肢体充分外旋,并配合内收和后伸。一手按压膝关节另一手抓住踝关节可维持肢体充分外旋;远段手术床下降可以增加后伸;也可以将健侧肢体消毒包裹以方便内收动作

第三节 · 患者选择

适应证都是相对的,DAA 也是如此。人工髋关节置换术已被广泛认为是一种非常成功的外科手术,在治疗髋关节病变的患者中取得了巨大的成功。但是人工髋关节置换术仍然存在着一定并发症的发生,例如人工关节脱位、肢体不等长、术后疼痛康复较慢等等。DAA 微创人工髋关节置换术已被证实可以弥补部分传统髋关节置换术的缺点,在减少手术创伤、增加术后关节稳定性和加快康复速度方面具有一定的优势。尽管也有许多不同的声音,但是 DAA-THA 手术方式因其微创的优势被许多外科医生采用。支持者认为 DAA-THA 提供更少的肌肉损伤和更低的髋关节脱位风险,从而减少对患者的术后限制,使其达到更快的恢复,加速患者出院。但是 DAA-THA 也带来了新的并发症,如股外侧皮神经的损伤、阔筋膜张肌的损伤(图1-13),甚至由于牵引导致的踝关节骨折、股骨髁骨折、感觉异常性股痛等,特别是 DAA-THA 需要较长的学习曲线为许多医生所诟病。大多数的报道认为需要 40~100 例经验的积累,才能平稳地度过学习曲线,Masonis 等人先前描述了一种克服学习曲线循序渐进的学习方法。了解 DAA 的适应证和禁忌证,以及识别具有挑战性的病例,有助于刚开展该手术的医生以安全和可重复的方式采用 DAA 来完成 THA 手术。

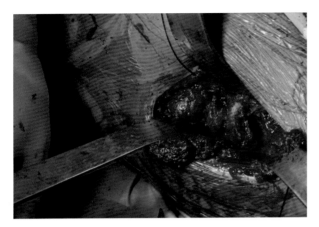

图 1 - 13　术中断裂的阔筋膜张肌

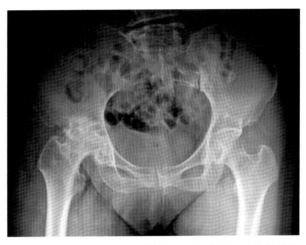

图 1 - 14　髋关节骨性解剖结构可以在术前通过髋关节前后位 X 线片了解和测量,特别是髋关节 off-set 大小可以影响 DAA - THA 手术难易程度

任何适应证和禁忌证都是相对的。对于 DAA - THA 有经验的关节外科医生来讲,几乎所有的髋关节手术都可以采用 DAA,哪怕是复杂初次置换术或者翻修手术,甚至肿瘤髋关节置换术。因为他们可以通过向近端(髂骨)和远端(股骨)延长切口来进行复杂的前方入路手术。但是对于初学者来说,如何在开展早期,在相对简单的病例中进行 DAA 微创人工髋关节置换术,将有助于他们积累经验、获得信心。因此,如何识别最佳的 DAA 适应证和分辨相对禁忌证,在 DAA - THA 的开展中非常关键。

1. 适应证·根据我们的经验,以下这些是进行 DAA - THA 手术的最佳适应证病例。

(1) 需要行 THA 的股骨颈骨折。

(2) 股骨头坏死。

(3) 骨关节炎。

(4) Ⅰ～Ⅱ度髋关节发育不良。

(5) BMI<25,肌肉相对不发达。

(6) 髋关节 off-set 相对较大(图 1 - 14)。总之,髋关节活动度相对较好,解剖结构没有太大变异的髋关节是进行 DAA - THA 手术的最佳适应证(图 1 - 15)。

2. 禁忌证·DAA - THA 的禁忌证与任何其他入路 THA 相似,有以下几种。

(1) 患有严重的内科疾病不能支持髋关节手术,其中手术的风险超过预期的益处。

(2) 患者依从性较差。

(3) 局部或全身感染。

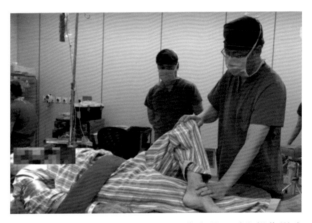

图 1 - 15　髋关节活动度情况对于术中的显露和操作影响很大,术前仔细查体对于 DAA - THA 手术难易程度的预判以及应对措施的准备很有帮助

(4) 肥胖(BMI＞40 kg/m^2)可能被认为是 THA 的一个相对禁忌证,尤其是对于初学者,因为它不仅会造成手术操作困难,还有较高的并发症风险。有研究发现,与非肥胖患者相比,病态肥胖患者的感染风险从 1.8％增加到 9.1％。但从另一方面来讲,DAA - THA 对于肥胖患者可能更容易,因为大腿前部的脂肪层总会比后方的薄。即便如此,文献报道肥胖患者的伤口并发症发生率还是相对较高,需要特别关注伤口的情况。肥胖患者的腹部也会阻碍器械放置,或者造成切口近端皮肤挫裂伤,尤其是在股骨侧准备期间(图 1 - 16)。

(5) 腹部畸形是另一禁忌证,最具挑战性的腹

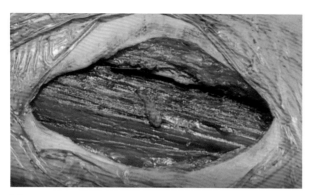

图 1 - 16　肥胖患者中,由于拉钩的牵拉和手术器械(髋臼和股骨试模把持器等)的摩擦、挤压,更容易造成切口皮肤的撕裂、挫裂伤,造成术后伤口愈合问题

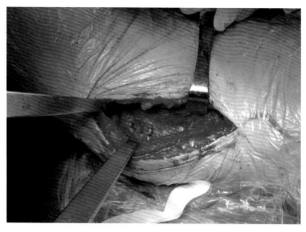

图 1 - 17　最常见的股骨近端内固定物为股骨颈骨折的空心拉力螺钉,其可以通过 DAA 获得软组织活动窗口,配合适当内旋患侧肢体在切口中显示

部畸形是紧张、膨胀的腹部,常见于代谢综合征男性患者。

(6)其他解剖条件,如严重的髋关节或膝关节屈曲挛缩畸形可以使 DAA 方法变得更具挑战性;同时融合髋、脊椎融合和其他脊柱病变如强直性脊柱炎可能会带来额外的手术风险。

(7)DAA - THA 的相对禁忌证还包括严重的髋臼畸形、髋臼明显骨质丢失、髋臼后壁不完整或骨折,或髋关节强直的病例。在股骨侧,先前手术史、畸形、骨缺损、经前方入路无法触及股骨侧的病变或者需要暴露较长段股骨干的情况下,可能会带来挑战,但这也不是绝对的。这些概念将在复杂初次 DAA 微创人工髋关节置换术章节部分提出解决方法,并可以通过不断积累的经验和训练克服。例如,残留的股骨颈或近端内固定既可以直接通过 DAA 取出,也可以用侧方较小的辅助切口很容易地去除(图 1 - 17 和图1 - 18)。

近端或远端延伸切口的方法和额外的软组织松解,可以用来解决许多初次较复杂的置换手术,

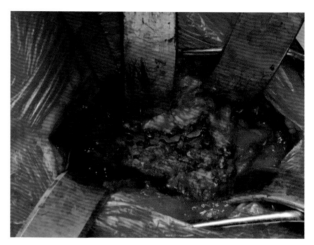

图 1 - 18　通过 DAA 可以清楚地显露股骨颈前方或内侧的钢板,从而非常方便地取出

甚至全髋关节翻修手术,虽然这对于刚入门的关节外科医生来说可能不是一个合适的方法。随着经验和信心的增加,许多外科医生可以使用 DAA 进行所有的 THA 手术,包括翻修手术。了解学习曲线有助于加速这一过程。

第四节 · 手术工具和器械准备

进行 DAA - THA 手术操作,特别是在开展初期,需要有一些辅助的工具和设备来帮助顺利完成手术,以减少并发症的发生,从而尽量缩短学习曲线。当然,在许多关节置换经验丰富的医生看来,这些专用的手术工具并不是必需的,但我们还是建议购置一套完整的 DAA - THA 手术工具和设备,

以帮助术者能够顺利开展手术。

目前 DAA - THA 手术有两种手术床的选择，一种是普通手术床，另外一种是牵引床，而我们的经验是使用普通手术床，但需要远端的床板可以控制下降，以便于股骨侧操作时能够使髋关节后伸显露股骨近端（图 1 - 19、图 1 - 20 和图 1 - 21）。

手术拉钩和其他手术器械对于保证 DAA - THA 手术顺利开展也起到事半功倍的效果。一套

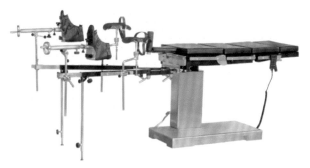

图 1 - 19　骨科牵引床。可用于 DAA 的手术操作，对于股骨的显露和操作、患侧肢体的位置维持有一定作用。但也要注意它可能的过度牵引、过度旋转而导致的并发症问题

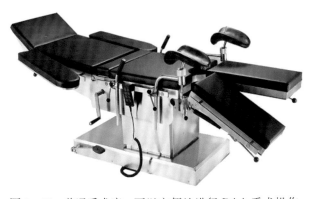

图 1 - 20　普通手术床。可以方便地进行 DAA 手术操作，需要手术床的远端部分可以被电动控制下降和上升，使得髋关节后伸和屈曲

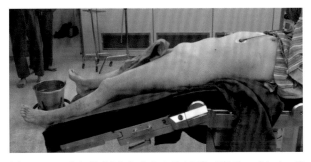

图 1 - 21　手术前先调试手术床的远端下降约 30°左右，手术床的旋转轴大概位于耻骨联合水平

基础的手术拉钩包括四把较大弯曲弧度的长柄尖齿髋臼拉钩和两把钝头股骨颈拉钩（图 1 - 22）。另外，弧度较浅的长柄尖齿拉钩和双齿拉钩有助于股骨近端的上举和外移。而对于手术器械，特别是带双偏心距的髋臼磨锉把持器、髋臼假体打击器，则不是必须的，因为在大多数情况下，普通工具的髋臼侧操作都不会遇到太大的困难。然而，带双偏心距的股骨试模和假体打击器则是非常重要的，特别是在那些比较肥胖或者髋关节 off-set 较小的患者中（图 1 - 23）。否则会因为髂前上棘和软组织的阻挡影响股骨侧操作，也会造成切口皮肤的损伤。

此外，对于所有的髋关节或者膝关节置换术来说，良好的手术铺巾和贴膜不仅能降低感染的发

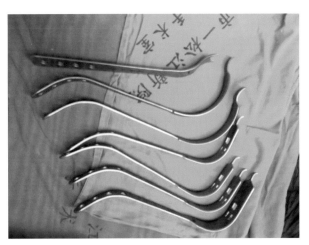

图 1 - 22　基础 DAA 手术拉钩套件。四把尖齿 Hohmann 拉钩、两把钝齿 Hohmann 拉钩、一把双齿 Muller 拉钩

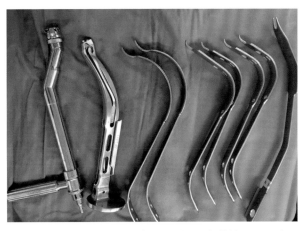

图 1 - 23　除了常用的手术拉钩以外，还有带偏心距的髋臼磨锉把持器、股骨柄把持器、打击器等 DAA 专业手术操作工具，这些工具都是为 DAA 而设计，目的是方便手术操作

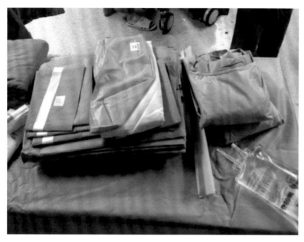

图 1-24 一次性使用手术铺巾和手术衣。最大限度防止术中无菌区域污染

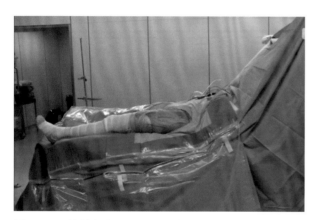

图 1-25 铺单完成后,形成头端与麻醉区域隔离的完全无菌手术区域及切口,方便在 DAA 术中对肢体的活动和摆放,不会造成污染

生,同时也有利于手术中对肢体的各种活动。我们比较喜欢采用如下的这种一次性防水手术铺巾和贴膜(图 1-24 和图 1-25),保证在手术的各个过程中不对肢体活动产生限制,同时又最大程度地隔离有菌区域。

目前临床上使用的几乎所有髋关节假体都可以通过 DAA 手术方便地植入(图 1-26),尤其是在髋臼侧更是如此。大部分学者和研究认为,对于初次髋关节置换术,目前使用的股骨柄越来越短,也更适合于 DAA 手术的操作,但这并不意味着某些病变情况下需要使用较长的股骨柄时不能采用

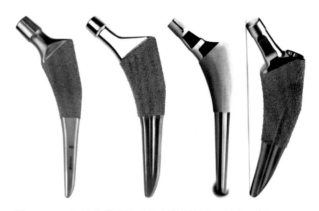

图 1-26 文献中普遍认为较短的股骨柄更便于进行 DAA-THA 手术操作

DAA。反而有些研究得出的结论发现,短柄尤其是单锥度的短柄,其手术中发生早期假体周围骨折的概率比带领全涂层长柄和多锥度长柄的更高。虽然大多数术者认为短柄对于 DAA 手术更友好、更安全,但是持反对意见者认为短柄由于近端扩髓和植入假体时,对于股骨近端的挤压力更大,且相对长柄不易控制髓腔方向,反而更容易发生假体周围骨折。Nicholas 等通过对 5 090 例 DAA 微创人工髋关节置换术的回顾性研究发现,4 组不同设计形状的股骨柄其早期股骨侧发生骨折的概率存在明显差异,且高龄患者和女性患者更容易发生股骨侧的并发症。他们通过对 4 组不同长短和解剖形状的股骨柄的股骨假体周围骨折发生率统计比较发现,全锥度短柄的发生率最高。这与大多数研究认为短股骨柄在 DAA 手术中更安全相矛盾。还有其他文献报道,多锥度股骨柄以及带领全涂层标准长度股骨柄围手术期发生股骨骨折的风险更小。但是这些研究都存在一些缺陷,即在他们的研究中,股骨近端骨折发生率低的这些优异假体在总病例数中的占比都较高,超过 70%,或许正是这些医生对于这种类型假体更加熟悉所以才产生了比较好的结果。因此,我们建议医生在进行 DAA 微创人工髋关节置换术时最好采用自己熟悉的假体,了解和熟悉假体的特征和设计原理,以减少发生相关的并发症。

第五节·缩短直接前方入路手术学习曲线的建议和技巧

不可否认,DAA 微创人工髋关节置换术存在明显的学习曲线,而且从很多方面来看其学习曲线比其他入路似乎都要长一些。Kersten 等对 151 例连续病例 DAA 微创人工髋关节置换术进行分析发现,总共 11 例失败病例中有 4 例是发生在前 20 个病例中。并且前 16 例成功实施的手术经随访 5 年生存率仅为 83.2%,与后续 124 例 5 年生存率 95.7% 相比,学习曲线相当明显。正确看待 DAA 的学习曲线,清楚地认识 DAA 的显露尤其是股骨侧的显露和操作是这个手术技术的关键和难点。但是,我们还是有一些方法和建议可以帮助大家在进行 DAA 微创人工髋关节置换术时尽量缩短学习曲线,减少并发症的发生,真正做到微创和稳定的人工髋关节。

所谓 DAA 的学习曲线,是指在刚刚开始的阶段,术者手术时间相对较长、并发症发生率较高的阶段。从临床研究的数据看来,对于从其他入路转向 DAA 是否安全,各个研究报道结果并不一致,20～100 例不等,但一般来讲经过 40 例左右的 DAA 手术应该可以基本达到熟练掌握的程度了,当然需要具有一定的关节置换基础的前提之下。处在学习曲线过程中,术者应预期更长的手术时间、更多的失血,以及并发症,如股外侧皮神经损伤、大转子骨折,甚至假体位置不佳、股骨近端骨折等。我们这里讨论的技术和建议是为了提供重要的、实用的技巧来尽量缩短和平稳度过学习曲线,减少并发症,从而可以以一种安全、可重复的方式进行 DAA 微创人工髋关节置换术。

1. 手术体位·DAA 手术患者的体位对于手术操作的便利性和安全性都非常关键。患者取仰卧位,耻骨联合部位对准手术床臂的上升、下降调节轴处,这样可以最大限度地保证股骨近端的抬升(图 1-27)。同时,假如手术床垫过于柔软的情况下,建议在患侧髋关节下方垫上折叠消毒铺巾以防

止术中髋关节上抬困难。术侧上肢悬吊或者固定于胸部上方,以避免操作时的碰撞和阻挡(图 1-28)。在健侧的髋关节外侧和足跟部需要放置两个阻挡支架(图 1-29),以避免手术操作过程中患者体位发生较大的移动,尤其是向远端的滑动,这特别容易在股骨侧操作时发生。此外,跟常规髋关节置换手术一样,术前需要仔细评估患侧肢体的解剖

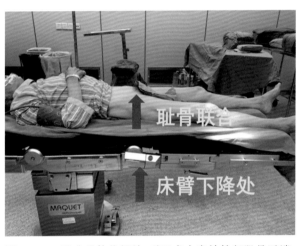

图 1-27 准确的体位摆放,对于术中有效抬起股骨近端,进行显露和操作非常重要:耻骨联合对准床臂的上升和下降调节轴

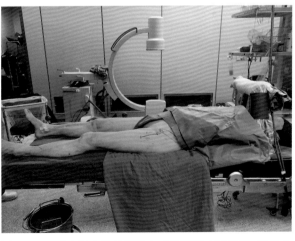

图 1-28 手术侧上肢悬吊固定或贴附固定于胸壁,避免在进行股骨侧操作时的影响和阻挡

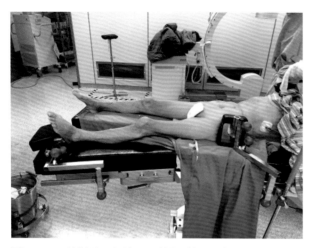

图 1-29　健侧足跟部放置一挡板,使得患侧下肢在牵引过程中避免患者整体下滑;健侧髋部外侧挡板也是为了避免患侧内收过程中的整体侧方移位

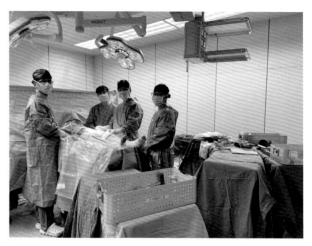

图 1-31　在不使用牵引床的情况下,DAA-THA 手术时需要主刀及 2～3 名助手,以及 1 名器械护士。常规站位:主刀头端 1 名助手,对侧 1 名助手

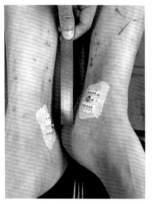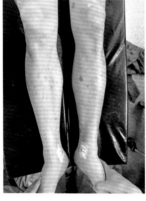

图 1-30　双下肢内踝尖部放置心电图电极贴片,以方便术中在铺巾影响下能够更精确评估肢体长短

等长和功能等长,包括术前双下肢站立位全长片和平卧位肢体长度评估。在患者健侧和患侧的内踝骨性突起部位放置两个心电图电极贴(图 1-30),方便在较厚的手术铺单下能够准确触及并精确评估肢体长短差异。

　　2. 团队配合及站位·一般 DAA 手术需要由 1 位术者、2～3 名助手以及 1 名器械护士组成。术者位于患侧肢体,其近端和对侧各需要 1 名助手,在进行股骨侧操作时肢体远端还需要 1 名助手维持患肢的后伸内收和外旋(图 1-31)。有些情况下可以用一些辅助自动拉钩从而可以减少 1 名助手。最关键的是术者和这些助手之间要配合默契,这需要经过一段时间的训练才能达到。

　　3. 合适患者选择·对于一些相对简单、容易操作的病例,是进行 DAA 手术的最佳适应证(表

1-2),而初学者也的确应该在开展初期先从这些病例开始 DAA 微创人工髋关节置换术。这不仅有助于树立信心,减少并发症,对于平稳地跨越所谓的学习曲线也非常有帮助。在 BMI 指数较大、肌肉特别发达的男性患者进行 DAA-THA 时,在技术难度方面显然要比瘦小的女性患者高很多。因为 DAA 手术不直接切断任何肌肉和肌腱组织,因此术中需要通过各种拉钩将肌肉牵开,这对于肌肉相对比较发达的病例来讲,也是一件相对比较困难的事情。

表 1-2　DAA 手术患者的选择

更容易的病例	更困难些的病例
瘦长型	肥胖型
髋外翻	肌肉健硕的男性
髋关节无僵硬	髋关节僵硬
髋关节解剖比较正常	髋内翻 严重 DDH

　　如前所述,即使 BMI 指数较大的患者,髋关节前外侧部分的脂肪组织还是相对较少的,影响操作的软组织因素主要还是肌肉部分。肌肉健硕、发达的男性比肌肉瘦小的女性需要更多的牵拉力,因此需要比较适合的拉钩才能胜任。Frye 等人的研究证实,肌肉损伤随着 BMI 升高以及性别的不同而

增加。同样，髋臼的磨锉和髋臼杯的放置需要更多的拉钩力量来充分显露髋臼，尤其是髋臼下方的拉钩，以确保精准地放置在硬化骨中以免造成不必要的损伤。正确摆放拉钩位置，正确选择肌肉间隙，可以有效减少肌肉的损伤。同时，在显露特别困难的情况下，股直肌的返折头也需要进行一定程度的松解。

最后，对于曾经有髋部手术史、发育畸形、关节强直融合以及髋关节 off-set 特别小的病例（图1-32），也是造成 DAA 手术操作困难的因素，这些应该在初次开展时尽量避免，而选择自己熟悉的手术入路进行髋关节置换术，不要在一开始就尝试挑战这些难度较高的 THA。但是一些股骨颈螺钉内固定存留的患者除外，因为这些螺钉可以比较轻松地通过外侧小切口取出（图1-33）。但是在其他相对复杂的病例中，可能需要过多的肌肉软组织松解，还可能造成术中骨折等并发症，最后反而失去了 DAA 手术的优势。

4. 术中透视·由于担心射线、手术时间等各种原因，许多有经验的关节外科医生不太喜欢术中透视，但是这对于植入合适型号的假体、保证假体位置非常重要（图1-34）。特别是当术者刚由其他手术入路转而开始进行 DAA 以后，患者体位的变化对于假体位置的判断，会存在偏差，因此作者推荐在术中进行透视来确保假体位置的精确。此外，透视对于股骨颈截骨的精确性也有一定的帮助，可避免股骨距保留得过多或过少。而越来越多的研究结果发现，DAA 手术时所需的透视时间并不多，平均为 13～48 秒，与处理股骨近端骨折相比，DAA 微创人工髋关节置换术所需要的平均透视时间和射线剂量远低于治疗骨折所需的水平。

此外，相比其他入路的体位，DAA 还特别适合术中透视，尤其是股骨侧正侧位都可以透视得非常清楚（图1-35），也不需要在透视时搬动或者移动患者在手术台上的位置。透视 C 臂只需要垂直于手术台一个位置就可以获得髋臼侧的正位图像和股骨侧的正侧位图像。

通常在侧卧位情况下，由于骨盆的前后倾斜导致术中透视的偏差在临床工作中非常常见，这个问题在 DAA 平卧位的情况下就得到了解决。但平卧位也存在一些问题，比如手术床垫过软的情况下，患者的骨盆也可以发生倾斜。Kilian 等的研究发

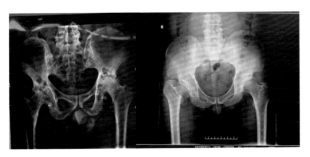

图1-32　髋关节强直甚至融合的病例或者髋关节 off-set 过小的病例不是初期开展的理想适应证，不仅会增加手术难度和手术时间，还可能由于显露困难等导致一些并发症的发生

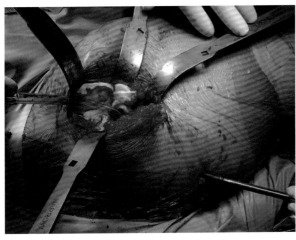

图1-33　某些情况下股骨颈原有的存留内固定，比如股骨颈空心螺钉可以通过外侧小切口方便地取出

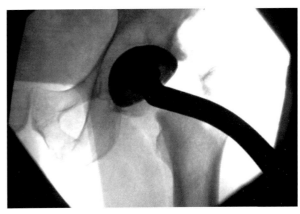

图1-34　术中 c 臂机透视有助于精确判断髋臼假体位置和角度，在开展初期应作为常规选择，特别是刚从后侧入路转换至 DAA 的过渡时期

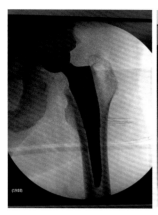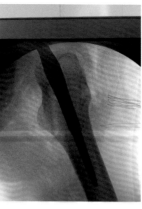

图 1-35 仰卧位非常方便股骨近端的正位透视,侧位图像也可以轻易地通过将患侧肢体摆出"4"字位而获得,从而准确判断股骨假体位于近端髓腔内的位置和方向

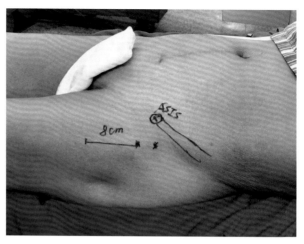

图 1-36 皮肤切口一般是起自 ASIS 外侧 2 cm、远端 1 cm (但该距离并不固定,根据患者体格以及病变情况可有一定范围的调节),基本沿着阔筋膜张肌的肌腹纵轴朝向腓骨头方向

现,术中透视对于平卧位 DAA 来讲尽管非常可靠,但是也仍会存在 5°左右的视差。为了避免产生偏差,在该情况下可能需要调整手术床和/或 C 臂的位置。使用尾骨、耻骨联合、闭孔、泪滴和坐骨棘作为标志可以帮助识别旋转或倾斜差异。随着手术的进展,特别是股骨侧需要下降同时合并内收外旋动作,患者的体位也将逐步倾向于倾斜到手术侧,因此也需要相应地进行手术台和/或 C 臂调节。我们的经验是术前摆放体位时将手术侧的手臂捆绑到头架上,对侧足跟部放置阻挡垫以尽量减少术中体位的变动。DAA 结合术中透视的另一个优点是可以省略术前的模版测量,这对于大多数没有测量软件的医疗机构将是一个明显的益处,这也已经得到了大量文献研究结果的支持。

5. 切口设置· DAA 的皮肤切口对于显露和操作非常关键。若切口过于偏内则容易造成股外侧皮神经损伤或者进入错误的肌肉间隙。常用的切口起始点为髂前上棘外侧 2 cm 和远端 1 cm 处(根据体型不同略有差异),沿大腿前外侧朝着腓骨头方向做一 8 cm 左右的切口(图 1-36)。但这个必须根据不同体型、不同髋关节解剖结构和变异进行相应的调整。在瘦小的患者中切口可以小一些,在肥胖或者肌肉健硕的患者中需要略增大一些。若刚开展初期经验尚不足,可以在确定皮肤切口前先进行透视定位,这样精确设计的切口可以减少切口的总长度。

皮肤切口的近端和远端分别在股骨和髋臼侧

操作的时候容易受到拉钩和器械的牵拉、挫伤,在切口不是太精确的情况下应适当进行延长。我们确定皮肤切口的经验是确定阔筋膜张肌的位置,因为即使在较肥胖和壮硕的患者中,也可以触及股直肌和阔筋膜张肌(TFL)之间的肌肉间隔。皮肤切口基本是沿着阔筋膜张肌的肌腹走行并稍向外侧倾斜。

6. 关节囊的处理· 虽然在手术中保留或切除关节囊是有争议的,但在暴露过程中对关节囊进行切开保留和仔细术后缝合修复对髋关节的稳定和本体感觉是有一定帮助的(图 1-37)。保留前方的关节囊对于术后减少或避免髂腰肌腱的激惹症也是有一定帮助的。然而,我们不建议初学者保留关节囊,因为这可能会影响显露和操作,特别是一些炎症性关节囊和明显挛缩的关节囊(图 1-38)。如果需要保留前方关节囊,则需要进行倒 T 形切开,并用缝线将两片切开的关节囊进行牵拉标记,以便术后缝合。

可以在髋臼前壁表面的关节囊观察到股直肌的反折头,可适当进行松解以便改善髋臼前部暴露,也可在手术完成后进行修复。确保松解关节囊下方连接股骨的部分,此步骤完成后将改善手术视野。此外,附着于股骨距的内侧关节囊松解有助于患肢外旋和内收,而大转子区域的后外侧关节囊松解则对于提升股骨近端尤其重要,这些都将在后续

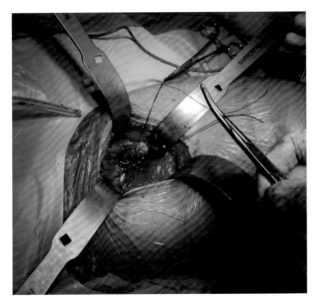

图 1-37　前方关节囊可以切除,也可以切开保留并在手术结束时缝合修复。若准备保留关节囊,则常常行倒 T 形切开,从髋臼前缘沿股骨颈纵轴切开至股骨颈基底部,然后再沿基底部向内外侧切开。在倒 T 形的转折部分以丝线缝合标记并用血管钳夹持

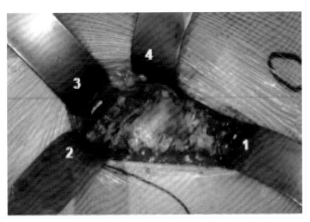

图 1-38　关节囊切除。有时遇到严重挛缩或炎性病变增生明显,可以选择切除前方关节囊,这不仅可以增加显露便于操作,也可以切除病变关节囊避免术后疼痛或活动受限

的相应章节中详细阐述。

7. 股骨颈的离断·股骨颈截骨在后侧入路似乎并不是一个可以用来讨论的内容,但是在 DAA 微创人工髋关节置换术中却是一个值得探讨的话题。由于是髋关节不脱位情况下的截骨,且一般来讲小转子没有明确显露,确定合适的截骨位置和角度显得尤为重要。我们可以根据清理干净的股骨大转子和股骨颈交界处的马鞍区作为截骨的基底部(图 1-39),以垂直股骨颈长轴作为截骨角度进行股骨颈截骨。当然,要根据术前髋关节 X 线片进

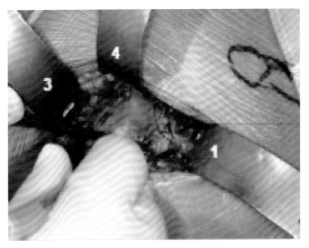

图 1-39　由于术中不显露小转子,因此清理显露马鞍区对于股骨颈截骨的位置判断非常关键

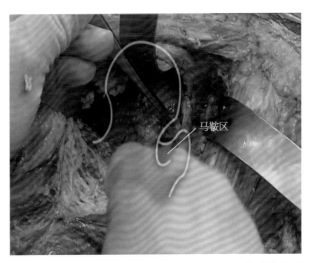

图 1-40　图示清理显露股骨大转子与股骨颈交界处的马鞍区(Saddle),清理完成后插入拉钩保护外侧大转子,避免在截骨时被伤及

行截骨设计,作为术中的参考;术中也可以用手触及小转子位置进行再次确认,避免出现截骨位置过高或者过低的现象。截骨时用两把钝头拉钩环抱股骨颈可避免损伤周围组织结构,特别是可以保护大转子在截骨时避免损伤(图 1-40 和图 1-41)。

还有些医生倡导在股骨头颈部交界处的位置行二次截骨(图 1-42)。这种截骨方法可以使股骨颈以一个环状截骨块被取出,这样可以增加空间使股骨头的取出更加容易,特别是配合下肢牵引的情况下,操作空间会更大(图 1-43、图 1-44 和图 1-45)。在做这种方法截骨的时候,比较常见的错误为:两次截骨的距离过于靠近,导致取出的股骨

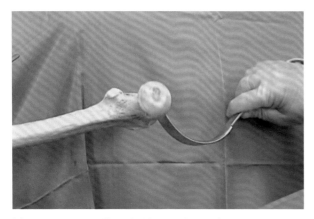

图 1-41 股骨颈截骨时最好用两把钝头拉钩环抱股骨颈，这样截骨时就可以避免伤及大转子、髋臼骨质以及周围软组织

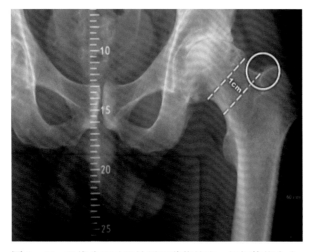

图 1-42 X 线片显示股骨颈两道截骨法。根据体格大小，一般两道截骨建议至少相距 1 cm 或者更大，以便更加方便地取出股骨头。下方截骨线的外侧边缘基本位于马鞍区基底部

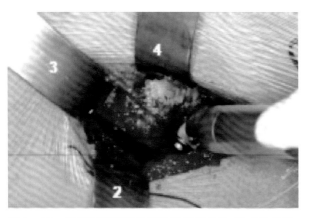

图 1-43 用摆锯两道截骨截取股骨颈骨块，取出骨块后，股骨头的取出就会变得更加容易。可以根据不同的骨骼大小决定两道截骨间的距离，一般建议下方截骨线位于马鞍区基底部，上方截骨线尽量靠近股骨头软骨

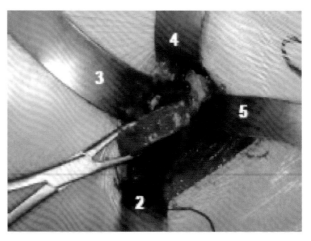

图 1-44 两道截骨后可以用 kocher 钳轻易地取出截骨块，若此时拔出骨块困难，可能需要适当牵引下肢以获得更大空间。或者由于截骨不完全，还需要骨凿进一步处理截骨线

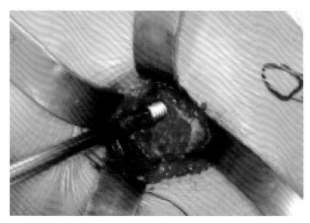

图 1-45 用专用取股骨头工具取出剩下的股骨头，尽量寻找股骨头骨质较好的方向拧入取头工具，特别是在股骨头坏死的情况下

颈环形骨块太小。如果采用股骨颈两道截骨，这两道截骨线之间至少相距 1 cm，以便于股骨头的暴露与取出。当确定了正确的截骨位置和角度时，用电刀烧灼标记截骨线。如果发现在去除股骨头后放入髋臼锉较困难，则需要通过透视重新检查股骨颈截骨的高度。如果需要的话，可以进行再次截骨帮助髋臼侧的显露和操作。

8. 髋臼显露和磨锉·一旦取出股骨头，使用 4 把髋臼拉钩进行髋臼暴露。例如，在右侧髋关节中，分别将 4 把拉钩放置在大约 3 点、5 点、7 点和 10 点的位置（图 1-46）。通过这种显露，可以将残余的韧带和盂唇去除。在髋臼锉进入之前，清晰显露的髋臼横韧带和髋臼窝可作为参考标志物。这

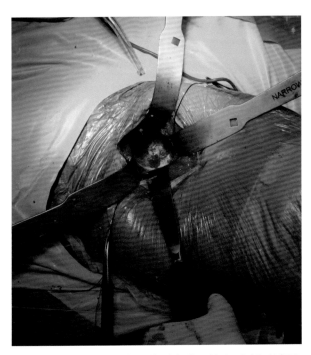

图1-46 用4把尖齿拉钩分别在髋臼前壁、内侧、外侧和底部显露髋臼。底部的拉钩也可用双齿拉钩。通常在关节囊和盂唇之间有一个分界,所以往往没有必要穿透关节囊就可以显露髋臼和盂唇

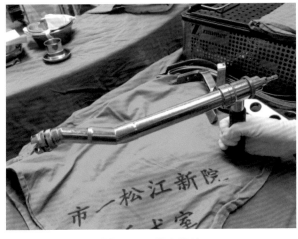

图1-47 髋臼磨锉

里再强调一点,髋臼前壁的拉钩不要进入错误的位置从而对前方的股神经和股血管造成威胁,必须仔细放置。

下肢应保持在轻度外旋的位置(30°～40°),利用拉钩使髋臼器械的工作空间最大化。如果髋臼下方的关节囊会阻碍髋臼器械的操作,需要进行松解。髋臼磨锉与其他手术入路的原则一样(图1-47、图1-48和图1-49),通常先用较小号的磨

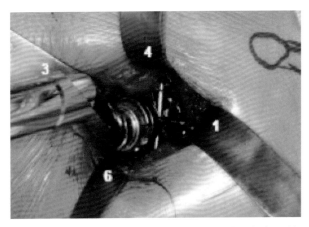

图1-48 专用的带off-set的髋臼磨锉进行髋臼打磨,既方便操作同时也可以很好地保护切口远端的皮肤免受挤压和挫伤

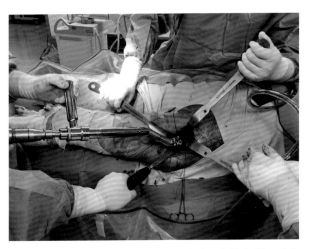

图1-49 大多数情况下,带off-set的髋臼磨锉有利于手术操作且可避免软组织阻挡影响磨锉方向。但对于体型不是特别肥胖或者肌肉不是非常强壮的病例,大多数情况下也可以使用常规不带off-set的磨锉进行髋臼打磨

锉打磨髋臼,这有助于确定真正的髋臼内侧壁。然后逐渐增加磨锉大小,直至合适的型号,我们建议在放置髋臼后进行透视确认(图1-50)。

9. 髋臼杯的放置 · 与使用带有偏心距的髋臼锉一样,使用带有偏心距的髋臼打击器可以帮助更容易地放置髋臼杯(图1-51)。但并不是所有医生都喜欢使用这些带偏心距的打击器,因为可能影响角度的判断。无论怎么操作,必须确保视野清晰,没有多余软组织阻挡。如果切口太小,拉钩的阻挡可能会影响到髋臼杯的放置。在这种情况下,可以移走其中几把拉钩,仅保留前壁和内侧的拉钩,外侧的阔筋膜张肌用手指向后外侧拨开进行显露,植入髋臼杯。一旦髋臼杯放置在髋臼中心,在保持适

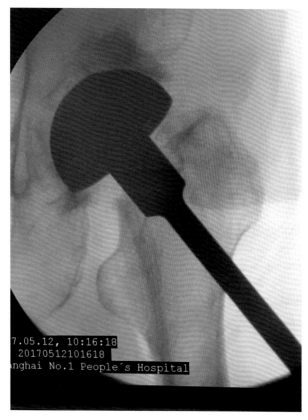

图 1 - 50　术中透视可以帮助确定髋臼的位置和角度

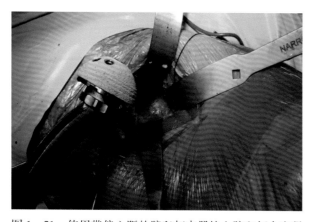

图 1 - 51　使用带偏心距的髋臼打击器植入髋臼杯会变得更加方便，但也不是必须使用

当压力的同时，调整确认前倾角和外展角，同时，升高手术床以免处于过度俯视位置而增大前倾角。这个对于刚从后侧入路转向 DAA 的医生来说，需要一定时间的适应。可以根据个人的习惯和假体的稳定性决定是否需要髋臼螺钉来强化髋臼的初始稳定。髋臼杯放置的角度与其他手术入路一致，包括前倾角和外展角，不需要因为前方入路而减少前倾角度。虽然有研究表明，DAA 放置髋臼杯前

倾角可略小于后侧入路，因为后侧软组织的完整性对于防止后脱位具有一定的作用。但是人工关节稳定性主要的影响因素就是假体角度，建议在术中经过透视和稳定性测试来最终确定关节的稳定性。另外，髋臼杯也不宜选择过大，以免造成对前方髂腰肌腱的刺激引起术后腹股沟部位的疼痛。

10. 股骨近端暴露·　DAA 最复杂、最困难的操作即是股骨近端的显露和操作，这其中需要很多技巧和经验。对于初学者来说，按部就班地做好每一步显露和松解，无论是普通手术床还是牵引床都可以获得较好的股骨近端显露。有些细节问题将在后面的章节中详细讨论，总的来说充分松解附着在股骨距的关节囊、松解大转子后外侧关节囊，内收、后伸并外旋股骨，就能获得良好的显露。但是即使不使用牵引床，也要避免使用过大的力量，从而导致踝关节或者股骨髁骨折，这在老年骨质疏松的患者中存在风险。

在进行后外侧关节囊松解的时候，可以使用骨钩提拉股骨近端以判断是否松解彻底。用一把拉钩放置于大转子后方撬起股骨近端，另一把拉钩从内侧将股骨近端顶向外侧，配合肢体的内收后伸和外旋，然后进行逐步的后外侧关节囊松解（图 1 - 52 和图 1 - 53），有时会感觉到近端股骨明显的松弛，直至股骨近端显露于切口部位。对于一些特别复杂的病例，关节挛缩严重、活动度差的情况下，也可以适当松解部分短外旋肌，以获得足够的显露。

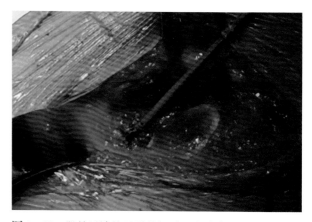

图 1 - 52　股骨近端的显露是相对困难的步骤，逐步松解后外侧关节囊又是这一步骤的关键所在

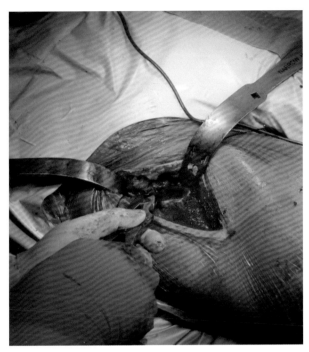

图 1 - 53　松解关节囊和后方软组织后，使用大转子后方拉钩撬拨、内侧拉钩推挤，再配合肢体内收、外旋、后伸，即可充分显露股骨近端

据文献报道，即使是有丰富的髋关节置换手术经验的医生，在其学习曲线阶段各种并发症的发生率还是相对较高。在标本上进行学习和训练操作，以及在开展初期由已经具备 DAA 经验的医生合作进行手术，是非常有效的一种方法。其他比如术中透视可以判断和改善假体位置避免并发症的问题

等，在 DAA - THA 相关的学习曲线过程中，先前讨论的这些步骤可以根据具体情况进行运用，从而帮助开展初期的外科医生建立信心。同时也是为了使手术更安全，且使并发症降低。根据我们的经验，最重要的一点是在学习曲线的早期部分避免在过度肥胖和肌肉发达的患者中应用 DAA，这需要一个逐步熟练并积累的过程。

本节要点

（1）大部分人认为 DAA 是存在学习曲线的，学习曲线与并发症有关。仔细准备显露松解步骤有助于降低学习曲线中的并发症风险。

（2）在尝试 DAA 手术前，参加专业的培训或者标本操作，可以获得很好的经验。

（3）有多个关键步骤对于 DAA - THA 的成功非常重要，例如患者的体位、透视、关节囊的处理、髋臼和股骨的暴露。

（4）股骨显露需要股骨侧的关节囊松解。在松解股骨侧关节囊，特别是后外侧关节囊时，可以感觉到手术显露视野明显变大，但是在保证充分暴露之前不要开始股骨扩髓。

（5）选择适合的病例，从瘦小、肌肉较不发达的患者开始，使髋臼和股骨的暴露变得更加轻松。

参考文献

［1］ Parvizi J, Restrepo C, Maltenfort MG. Total Hip Arthroplasty Performed Through Direct Anterior Approach Provides Superior Early Outcome: Results of a Randomized, Prospective Study ［J］. Orthop Clin North Am, 2016, 47(3): 497 - 504.

［2］ Sang W, Zhu L, Ma J, et al. The Influence of Body Mass Index and Hip Anatomy on Direct Anterior Approach Total Hip Replacement ［J］. Med Princ Pract, 2016, 25 (6): 555 - 560.

［3］ 桑伟林，朱力波，陆海明，等. 直接前入路与后外侧入路全髋关节置换术的对比研究［J］.《中华关节外科杂志：电子版》，2015, 5: 584 - 588.

［4］ Russo MW, Macdonell JR, Paulus MC, et al. Increased Complications in Obese Patients Undergoing Direct Anterior Total Hip Arthroplasty ［J］. J Arthroplasty, 2015, 30(8): 1384 - 1387.

［5］ Zhao Wang, Hongwei Bao, Jingzhao Hou. Direct anterior versus lateral approaches for clinical outcomes after total hip arthroplasty: a meta-analysis ［J］. Journal of Orthopaedic Surgery and Research, 2019, 14: 63.

［6］ Kim JT, Yoo JJ. Implant Design in Cementless Hip Arthroplasty ［J］. Hip Pelvis, 2016, 28(2): 65 - 75.

［7］ Ian Hasegawa, Anne R. Wright, Samanth N. Andrews, et al. Hip Offset and Leg Length Equalization in Direct Anterior Approach Total Hip Arthroplasty without Preoperative Templating ［J］. Hawaii Journal of Health and Social Welfare, 2019, 78(11 Suppl 2): 26 - 28.

［8］ Nathaniel Mercer, Evan Hawkins, Luke Menken, et al. Optimum anatomic socket position and sizing for the direct anterior approach: impingement and instability ［J］. Arthroplasty Today, 2019, 5: 154 - 158.

［9］ Kersten Berndt, Stefan Rahm, Claudio Dora, et al. Total hip arthroplasty with accolade/trident through the direct minimally invasive anterior approach without traction table:

Learning curve and results after a minimum of 5 years［J］. Orthopaedics ＆ Traumatology：Surgery ＆ Research，2019，105：931－936.

［10］Rachbauer F，Kain MS，Leunig M. The history of the anterior approach to the hip［J］. Orthop Clin North Am，2009，40（3）：311－320.

［11］Nicholas J. Greco，Adolph V. Lombardi Jr，Michael J. Morris，et al. Direct Anterior Approach and Perioperative Fracture With a Single-Taper Wedge Femoral Component ［J］. The Journal of Arthroplasty，2019，34：145－150.

［12］Cidambi KR，Barnett SL，Mallette PR，et al. Impact of femoral stem design on failure after anterior approach total hip arthroplasty ［J］. J Arthroplasty，2018，33：800－804.

［13］Barnett SL，Peters DJ，Hamilton WG，et al. Is the Anterior Approach Safe? Early Complication Rate Associated With 5090 Consecutive Primary Total Hip Arthroplasty Procedures Performed Using the Anterior Approach［J］. J Arthroplasty，2016，31（10）：2291－2294.

［14］Kevin Pirruccio，BA Perry J. Evangelista，Jonathan Haw，et al. Safely Implementing the Direct Anterior Total Hip Arthroplasty：A Methodological Approach to Minimizing the Learning Curve［J］. J Am Acad Orthop Surg，2020：1－7.

［15］Lee G-C，Marconi D. Complications following direct anterior hip procedures：costs to both patients and surgeons ［J］. Arthroplasty，2015，30（98）：98－107.

［16］Russo MW，Macdonell JR，Paulus MC，et al. Increased Complications in Obese Patients Undergoing Direct Anterior Total Hip Arthroplasty［J］. J Arthroplasty，2015，30（8）：1384－1387.

［17］Kilian Rueckl，Diego J. Alcaide，Bernhard Springer，et al. Intraoperative measurement of cup inclination using fluoroscopy requires a correction factor［J］. Archives of Orthopaedic and Trauma Surgery，2019，139：1511－1517.

［18］Barnett SL，Peters DJ，Hamilton WB，et al. Is the anterior approach safe? Early complication rate associated with 5090 consecutive primary total hip arthroplasty procedures perfrmed using the anterior approach［J］. Arthroplasty，2015，29：2016.

［19］Xiangpeng Kong，Luis Grau，Alvin Ong，et al. Adopting the direct anterior approach：experience and learning curve in a Chinese patient population［J］. Journal of Orthopaedic Surgery and Research，2019，14：218.

［20］Stryker LS，Gilliland JM，Odum SM，et al. Femoral Vessel Blood Flow Is Preserved Throughout Direct Anterior Total Hip Arthroplasty ［J］. J Arthroplasty，2015，30（6）：998－1001.

［21］Yuta Jinnai，Tomonori Baba，Xu Zhuang，et al. Does a fluoro-assisted direct anterior approach for total hip arthroplasty pose an excessive risk of radiation exposure to the surgeon?［J］. SICOT J，2020，6：6.

［22］Frye BM，Berend KR，Lombardi AV，et al. Do sex and BMI predict or does stem design prevent muscle damage in anterior supine minimally invasive THA?［J］. Clin Orthop Relat Res，2015，473（2）：632－638.

［23］De Geest T，Fennema P，Lenaerts G，et al. Adverse effects associated with the direct anterior approach for total hip arthroplasty：a Bayesian meta-analysis ［J］. Arch Orthop Trauma Surg，2015，135（8）：1183－1192.

［24］Dimitris Dimitriou，Naeder Helmy，Julian Hasler，et al. The Role of Total Hip Arthroplasty Through the Direct Anterior Approach in Femoral Neck Fracture and Factors Affecting the Outcome ［J］. The Journal of Arthroplasty，2019，34：82－87.

［25］Slotkin EM，Patel PD，Suarez JC. Accuracy of Fluoroscopic Guided Acetabular Component Positioning During Direct Anterior Total Hip Arthroplasty［J］. J Arthroplasty，2015，30（9 Suppl）：102－106.

第二章

直接前方入路髋关节置换术的入门：简单初次置换术

第一节 · 术前准备

前面已经提到DAA-THA手术患者的评估、术前计划和术前的消毒铺巾等，这些都是术前准备的重要组成部分，不仅可以帮助术者比较轻松地完成DAA微创人工髋关节置换术，而且有助于减少并发症的发生，从而提高手术效果。

术前准备主要包括以下几点。

（1）患者基本情况的评估。

（2）髋关节解剖结构的影像学评估。

（3）手术工具和设备的准备。

（4）髋关节假体的准备。

（5）手术体位。

（6）手术的消毒与铺巾。

这些看似简单的准备工作恰恰对于DAA-THA手术非常重要。如前所述，如果病例选择不合适、没有仔细评估术前影像资料以及工具准备不到位等，会对手术造成一定的影响，增加各种并发症发生的可能性。特别是一些刚刚从其他手术入路转变至直接前方入路的情况下，这些工作更加不可忽视。本节主要系统性地介绍DAA手术的术前评估和器械准备，以及消毒铺巾等方面的内容。

1. 患者的评估·一些与第一章重复性的内容在这里不再赘述。在患者的选择方面，以下的病例不太适合进行DAA手术，或者建议术者采用自己已经非常熟悉的入路进行手术。

（1）股骨畸形很严重。

（2）髋臼后壁存在缺损。

（3）Crowe Ⅳ型DDH。

（4）以前有髋部后路手术史并且有较多内固定物存留。

（5）过度肥胖的病例。

对于这些病例，我们不建议行DAA微创人工髋关节置换术或者翻修术，这是DAA-THA手术入门阶段的相对禁忌证。因为在没有积累足够DAA手术经验的基础上，在这些病例中可能会造

成潜在的并发症危险。

2. 髋关节解剖结构影像学评估·影像资料的评估和髋关节体格检查，也是DAA术前需要准备的工作。对于髋关节术前僵硬、活动度较差的病例，更是需要特别谨慎，因为这可能意味着术中需要对关节囊和周围软组织进行较多的松解。影像资料的评估主要是借助于X线片和髋关节CT片，除了常规进行模板测量以外，还需要特别注意整个髋关节的解剖形态和股骨近端的情况。我们的影像研究结果发现，对于髋关节偏心距（off-set）较小的病例施行DAA手术，无论手术时间、出血量、疼痛和早期髋关节功能评分，都与相对正常off-set组有明显差别。然而，东西方人群off-set存在天然的差别。据报道，东方人群的平均髋关节off-set仅为36～37 mm，而西方人群高达48～55 mm，所以也可以在一定程度上理解为什么DAA在西方国家更被接受的现状（图2-1）。当然也有国内外的学者为了解决某些特殊病例的操作困难问题，设计了侧卧位进行DAA-THA手术。这的确是一种办法，但也失去了一些优势，比如体位摆放的便利性、麻醉气道的管理，特别是评估双下肢等长方面，平卧位

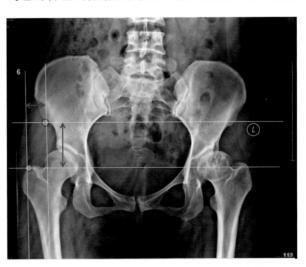

图2-1　术前应获得骨盆前后位片并进行充分评估，了解髋关节骨性解剖特点，为DAA-THA提供良好的术前计划做准备

会更精确一些。

3. 手术工具和设备的准备·牵引床的使用，特别是 Hana 手术床对于 DAA 的开展的确具有一定的优势：更好地控制肢体位置，特别是在股骨侧操作的时候保持稳定性；使股骨近端显露更方便；最少可以由术者和一名助手即可完成 DAA 手术。但是，一方面 Hana 手术床价格比较昂贵，另一方面采用普通手术床也可以比较顺利地完成 DAA - THA 手术，当然可能需要更多的手术助手并配合一些特别设计的手术拉钩。

其实手术拉钩也并非严格要求，一些普通的拉钩只要有合适的弧度和长度，在良好显露的同时不阻碍术者的操作即可（图 2 - 2）。但是，某些特殊设

计器械的应用的确可以帮助术者更加顺利地完成 DAA - THA 手术，尽量推荐采用。比如，区分左右侧且带 off-set 的髋臼磨锉和股骨柄把持器（图 2 - 3、图 2 - 4 和图 2 - 5）。

4. 髋关节假体的准备·除了设备和手术工具的准备以外，根据术前的计划和模板测量以及不同

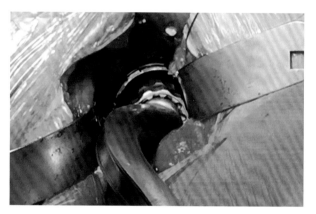

图 2 - 4　带 off-set 的髋臼磨锉或者假体把持器，可以很好地控制角度并避开软组织的阻挡

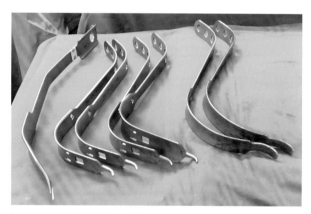

图 2 - 2　了解已有的手术拉钩是否满足手术需要，若有可能尽量准备齐全一套完整的、适合 DAA 手术入路的专用拉钩。目前市场上可以购买到不同品牌的专用拉钩套装

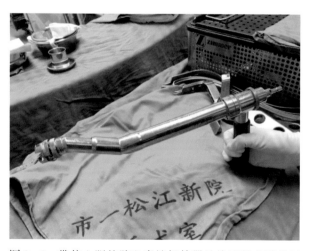

图 2 - 3　带偏心距的髋臼磨锉把持器虽然不是必需的工具，但在某些情况下它会帮助我们避开切口远端肌肉的阻挡，方便髋臼准备

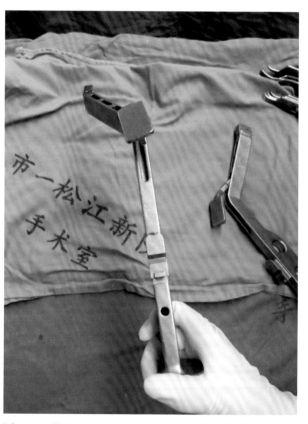

图 2 - 5　带偏心距的股骨试模把持器也可以帮助术者避开髂前上棘的阻挡，减少切口周围皮肤的挤压和挫裂伤

病例的具体情况，比如股骨解剖形态的异常、髋臼变异以及骨缺损等，也需要准备不同的手术植入假体或加强块，以及可能发生的术中骨折需要的钢丝、钢缆甚至大转子钢板等内固定材料。

5. 手术体位·大部分医疗机构在没有专用Hana手术床的情况下，建议使用普通手术床，但该手术床的远端部分应该可以通过控制开关下降或抬升。同时，还要特别关注手术床面的柔软度，过于柔软的手术床面会导致仰卧位情况下的骨盆前倾或后倾，造成假体位置判断误差。若骨盆前倾、后倾比较明显，可以在术侧髋关节下方加垫一些折叠的手术单，并保持骨盆的中立位，避免左右倾斜。为防止患侧上肢影响手术操作，可将其悬吊固定或者贴附于胸壁上固定（图2-6）。因为DAA手术的操作特点，为了术中更好地暴露和操作股骨侧，需要使手术床能够远端下降至少30°。而术前需要

确认手术床远端下降时的旋转轴线与患者耻骨联合保持同一水平（图2-7）。如果使用普通手术床，可以在健侧足底放置一块挡板，防止在显露股骨、下降手术床远端及假体复位时患者下滑。

6. 消毒铺巾的注意事项·消毒铺巾是所有手术的基础。我们通过DAA-THA手术的经验总结出了一套相对简单实用的消毒铺巾方法，不仅能够最大限度地隔离无菌区域，也方便在术中的肢体活动。在消毒前用含碘伏海绵刷将手术部位刷洗一遍，然后再进行常规消毒。消毒区域近端至脐水平以上，远端至整个患侧肢体，两侧分别至会阴、腹中线及腋后线水平。推荐使用一次性手术敷料进行铺巾，一次性手术敷料不仅包裹性更好，且其防水的特性使得手术区域更加无菌、安全（图2-8和图2-9）。按照常规顺序铺方巾、交叉巾、中单和手术大单，尤其需要注意的是在髋关节内侧、下方和后侧需要用3M手术贴膜严密封闭，防止术中由于肢体活动造成污染。最后嘱巡回护士将手术大单的近端两侧撑起，如同一道幕布，完全隔离手术区域。这样不仅方便麻醉医师术中的操作，同时加强了术中手术区域的无菌环境保障。

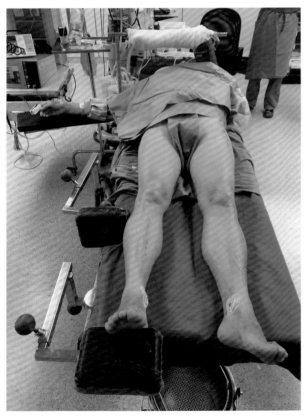

图2-6　标准仰卧位DAA手术体位。术侧上肢悬吊固定，避免造成阻挡；健侧下肢略外展，为术中患侧下肢内收提供足够空间；健侧足跟挡板避免术中整体下滑

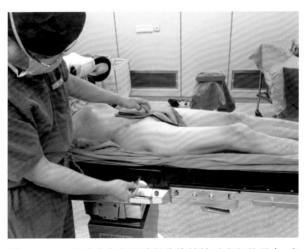

图2-7　电动手术床的远端部分旋转轴对准耻骨联合，术中通过调节手术床可以实现术侧髋关节的后伸

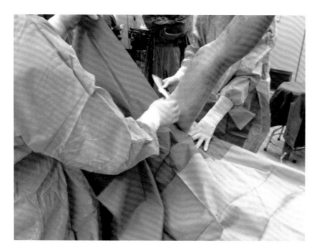

图 2-8　一次性手术敷料

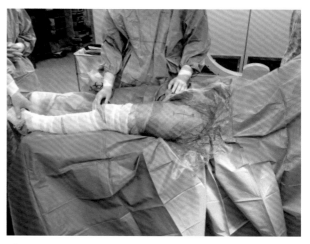

图 2-9　一次性防水无菌手术铺巾以及含碘抗菌手术贴膜,最大限度封闭可能出现的污染区域,并防止手术中不停地牵拉和改变肢体位置出现的污染风险

第二节·手术切口和肌肉间隙选择

手术切口一般使用髂前上棘或者股骨大转子作为体表标志来定位。大多数情况下起始点位于髂前上棘外侧 2 cm、远端 1～2 cm,与阔筋膜张肌平行,向远端延伸 8～10 cm,但这需要根据患者体型、关节结构的变化而变化(图 2-10)。起始点也可选用髂前上棘与股骨大转子连线的中点进行定位。如果患者体型较瘦,那么可以很清楚地在体表观察到阔筋膜张肌隆起的部分,特别是轻微内外旋下肢的时候。理想的切口为阔筋膜张肌前 2/3 和后

1/3 的交界处。当切开皮肤后可以发现呈淡蓝色、略透明的阔筋膜张肌筋膜以及其表面少量的穿支血管(图 2-11),说明切口既没有偏外也没有偏内,常见的失误是切口过于偏内,容易造成肌间隙错误并损伤股外侧皮神经。

用尖刀纵向切开阔筋膜张肌的筋膜后(图 2-12),以两把血管钳将该筋膜的内侧部分提起,

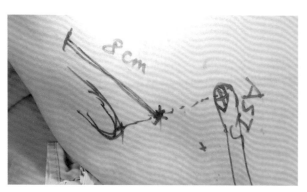

图 2-10　手术切口需要根据不同的体型和髋关节病变进行调整。一般情况下,从髂前上棘稍偏外、偏下 1～2 横指处开始,朝着腓骨头方向或沿着阔筋膜张肌轮廓做一个 8 cm 左右的切口便已足够

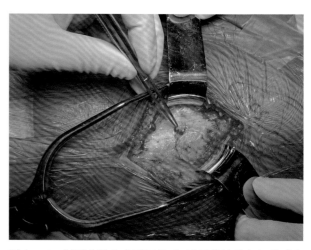

图 2-11　切开皮肤和皮下组织后,显露的淡蓝色阔筋膜张肌在脂肪组织中有较高的辨识度。同时,其表面的穿支小血管也可以作为参考标志

可使用骨膜剥离子或者组织解剖剪进行筋膜下钝性分离，并将肌腹牵向外侧（图2-13），分别在股骨颈外侧和大转子外侧用两把Hohmann拉钩将阔筋膜张肌的肌腹牵开固定于外侧（图2-14）。内侧用一把钉耙拉钩将内侧的缝匠肌和股直肌牵拉向内侧，这样便充分显露出DAA的深层肌肉间隙，并在该间隙内寻找和电凝旋股外侧血管的分支（图2-15、图2-16和图2-17）。

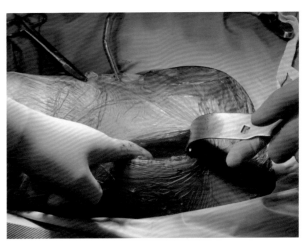

图2-14　确认股骨颈外上方和大转子位置后，在这两处分别放置一把尖头Hohmann拉钩，将阔筋膜张肌牵向外侧并固定

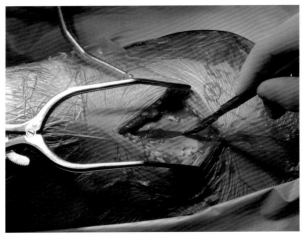

图2-12　用锋利的刀片纵向充分切开阔筋膜张肌的筋膜，以便于手术后可以较好地进行缝合，勿用电刀造成更多组织损伤

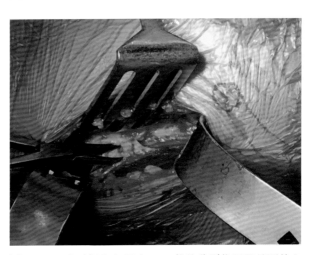

图2-15　以两把尖头Hohmann拉钩分别位于股骨颈外上方和大转子下方将阔筋膜张肌牵向外侧后，用一把钉耙拉钩将缝匠肌和股直肌牵向内侧，显露阔筋膜张肌和股直肌之间的间隙，并在该间隙内寻找旋股外侧血管的分支

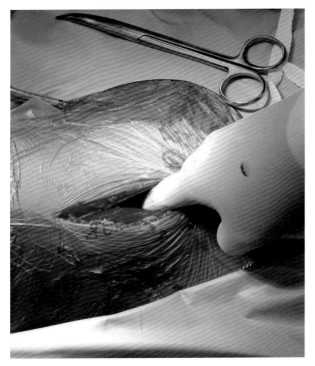

图2-13　用手指将阔筋膜张肌勾向外侧，并寻找辨认股骨颈外上方及大转子部位

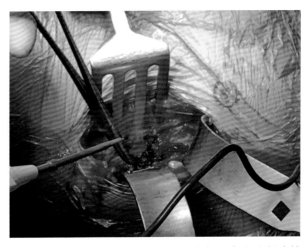

图2-16　确认所有旋股外侧血管的分支后，仔细电凝或结扎，避免术中或术后出血造成并发症

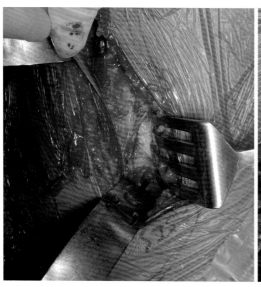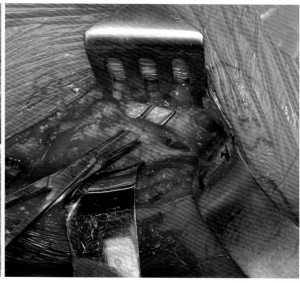

图 2-17　一般来讲，旋股外侧血管的分支比较恒定，几乎没有缺如。往往有 1～2 组比较多见，偶尔可有 3 组，需要仔细探查该肌肉间隙，处理所有分支

第三节 · 关节囊与髋臼显露和操作步骤

　　1. 关节囊的显露 · 在进行前方关节囊显露的过程中，几把拉钩的正确摆放非常重要，术者可以在摆放前用手指进行探查。当阔筋膜张肌被充分显露后，可以用手指沿着肌肉下方往上触摸到髂前下棘，稍往远端后便可触及股骨颈外侧，放置第一把 Hohmann 拉钩。有时，臀小肌的部分肌肉会卡压在拉钩内侧，这时需要重新摆放拉钩的位置。如果患髋具有严重的骨关节炎、解剖变异或者股骨颈较短，位置可能会稍有不同。沿着股骨颈外侧往远端，将第二把尖头 Hohmann 拉钩放置于大转子外侧，嘱助手使用钉耙拉钩将缝匠肌及阔筋膜张肌的内侧筋膜轻轻拉向内侧，充分暴露肌肉间隙的手术视野。这时，如果手术切口位置正好，那么在手术视野的中部附近，应该可见旋股外侧血管的分支，可因个体变异有 1～3 组不等，分离切断血管后充分电凝止血。

　　使用电刀分离股直肌和阔筋膜张肌之间的深筋膜层后，髋关节囊前方的脂肪组织就会显露出来。此时松开钉耙拉钩，将第三把尖头 Hohmann 拉钩置于股骨颈内侧（图 2-18）。判断腹股沟韧带

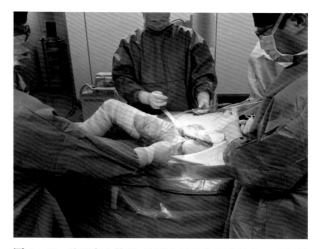

图 2-18　处理完血管后，松开大转子外侧的拉钩以减轻软组织张力；将内侧钉耙拉钩改为尖头 Hohmann 拉钩，并置于股骨颈内下方，保留股骨颈外上方拉钩

的方向，将第四把尖头 Hohmann 拉钩向着与腹股沟韧带垂直方向，紧贴着股直肌下方，置于髋臼前缘（图 2-19 和图 2-20）。第四把 Hohmann 拉钩的摆放一定要仔细，紧贴骨面避免损伤前内侧的股神经。如果放置时股直肌肌腱张力过紧，可以对股直肌返折头进行适当的松解。此时用骨膜剥离子

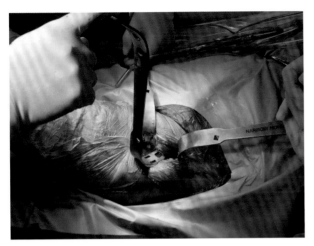

图 2 - 19 屈髋、屈膝放松前方肌肉组织的张力，以垂直腹股沟韧带方向并紧贴股直肌下方放置髋臼前缘尖头拉钩

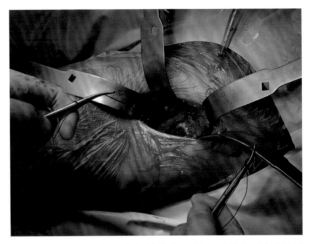

图 2 - 22 若需要保留前方关节囊以便术后缝合，则可以倒 T 形切开关节囊，纵轴沿股骨颈轴线，横向沿着股骨颈基底部

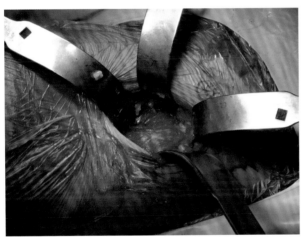

图 2 - 20 将髋臼前缘拉钩放置完毕后，再重新放置大转子外侧拉钩，从而以 4 把拉钩充分显露于髋关节前方

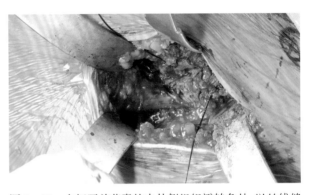

图 2 - 23 在切开关节囊的内外侧组织瓣转角处，以丝线缝合标记，可以牵引并方便术后缝合

方向，可使用电刀 T 形切开关节囊。如果是挛缩或者炎症增生严重的关节囊可以直接切除；如果为了保留关节囊以便术后缝合，则可使用慕斯线将两侧切开的关节囊临时悬吊，并用血管钳临时固定（图 2 - 22 和图 2 - 23）。因为髋关节囊有本体感觉神经末梢的分布，因此保留关节囊原则上会改善术后的关节本体感觉，进而在一定程度上影响髋关节功能。Ometti 等通过单中心前瞻性随机双盲对照研究发现，切开并保留关节囊术后进行缝合，可以明显改善髋关节的术后本体感觉。王聪等在髋关节表面置换术与全髋关节置换术的对比研究中也发现，保留髋关节囊部分组织可以改善人工关节术后关节的本体感觉。

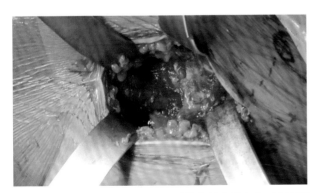

图 2 - 21 髋关节前方往往有一层薄薄的脂肪组织，钝性剥离或切除后，可以完整显露髋关节前方关节囊，前方关节囊组织往往较厚

剥离关节囊前方的脂肪后即可充分暴露髋关节前方关节囊（图 2 - 21）。

关节囊充分显露后，沿着股骨颈的纵轴和基底

取出股骨颈内下方和外上方的两把尖头 Hohmann 拉钩，使用两把钝头 Hohmann 拉钩分别替代上述两把拉钩并置入关节囊内的股骨颈两侧，

形成环抱结构(图 2 - 24)。清理股骨颈基底部特别是外侧马鞍区位置,并以此作为股骨颈截骨的定位标记(图 2 - 25 和图 2 - 26)。

2. 髋臼侧的显露·在股骨小转子上方约 1 cm 的部位,以马鞍区为基底并与股骨颈保持垂直的方向,使用摆锯进行第一道截骨。第一道截骨完成后,与第一道截骨平行(图 2 - 27),在距离第一道截骨线近端 1～2 cm 的地方进行第二道截骨(有时会锯掉一部分股骨头)。因为锯掉的股骨颈骨块越厚,取头时的操作空间也就越大。截骨时有时因为

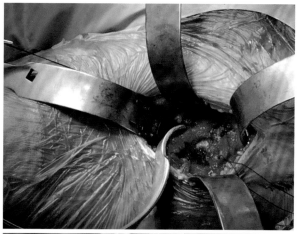

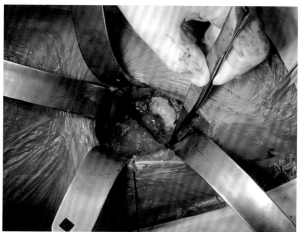

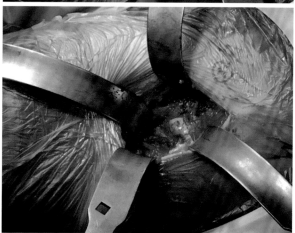

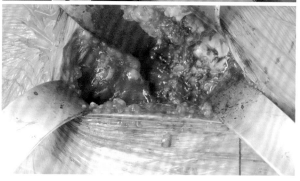

图 2 - 24　更换股骨颈内下方和外上方尖头 Hohmann 拉钩,改用两把钝头拉钩插入切开的关节囊内侧并环抱股骨颈,方便截骨操作并保护周围组织不受累及

图 2 - 26　可以采用股骨颈两次截骨或一次截骨,以方便股骨头取出为宜。若术前发现股骨颈较短、空间小或关节挛缩僵硬严重,可适当增加截骨块的厚度,以增加操作空间,方便股骨头的取出

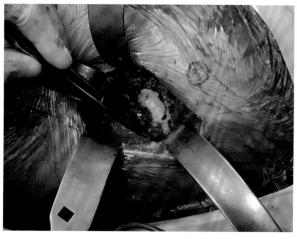

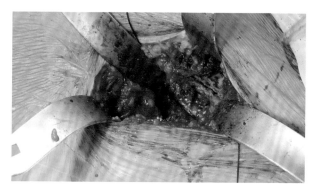

图 2 - 25　由于 DAA 不过度显露股骨距和小转子区域,股骨颈截骨以马鞍区为参照,因此需要充分清理和显露马鞍区

图 2 - 27　一般情况下,股骨颈两道截骨相距 1～2 cm,即可较轻松地取出股骨头

担心误伤后方的肌肉或髋臼，可能会残留一层皮质，此时需要使用骨凿完整凿下截骨块。这时嘱助手牵引下肢，用 Kocher 钳或者咬骨钳取出截骨块。这时，在取出股骨头之前非常重要的一步是要将髋臼前缘的骨赘和盂唇进行切除。不然，在取出股骨头的时候会遇到困难，特别是股骨颈比较短、截骨块较薄操作空间小的情况下。然后将取头器插入股骨头内，旋转取出股骨头。若圆韧带与股骨头连接紧密，可以用骨膜剥离器辅助剥离或用电刀切断卵圆窝韧带。注意，在取出股骨头的时候，取头器不要用蛮力以阔筋膜张肌作为支点进行撬拨，这会导致严重的肌肉撕裂和损伤。

有一个经验可以大致判断截骨水平是否正确：股骨头取出后，可以观察股骨颈的截骨面是否正对着髋臼底部的横韧带水平，如果正好对着横韧带水平，说明截骨位置较好。然后，撤除两把股骨颈钝头拉钩和大转子外侧的 Hohmann 拉钩，只保留髋臼前缘的尖齿拉钩。由于大多数情况下髋关节囊和盂唇之间存在一定的间隙，因此可以将两把尖头 Hohmann 拉钩置入髋臼内侧和外侧，在这三把尖头拉钩的显露下，可以轻松地将髋臼内侧、前方和外侧残留的盂唇切除干净。此时，嘱助手牵引下肢显露髋臼底部以及横韧带，用电刀将横韧带和底部的部分盂唇进行清理，将一把双齿 Muller 拉钩置入髋臼后缘（图 2-28）。在这整个过程中，不要轻易移动或改变髋臼前缘拉钩的位置，因为许多文献

也报道了该拉钩可能对前方内侧的股血管和神经造成损伤。Connor 等通过对 15 具尸体标本的22 例髋关节进行解剖和放置髋臼前缘拉钩的研究发现，随着拉钩尖部位置往内侧下方移动，其拉钩尖与股血管、股神经的距离明显缩小，因此建议该拉钩尖部放置于跟股骨颈轴线一致的 12 点位置最安全。关于髋臼前缘和内侧拉钩的安全位置，在相关并发症的预防章节我们会进一步仔细描述。

清理显露卵圆窝以及髋臼增生的骨赘，并用生理盐水冲洗髋臼，将卵圆窝底暴露清晰。推荐使用带偏心距的髋臼锉，这样可以避开拉钩及股骨和切口软组织的阻挡进行髋臼磨锉（图 2-29）。调整好髋臼外展角及前倾角后，根据术前测量和计划从合适的型号开始打磨髋臼（图 2-30）。跟其他入路操作原则一样，髋臼锉由小到大，打磨至卵圆窝底，髋臼侧有少量渗血为宜。特别需要注意磨锉髋臼时手术床的高低需要根据术者的身高进行调整，避免

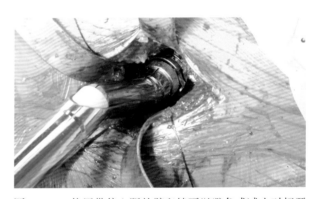

图 2-29　使用带偏心距的髋臼锉可以避免或减少对切开远端软组织的挤压，也可以避免因此而造成的角度改变，从而进行髋臼的磨锉

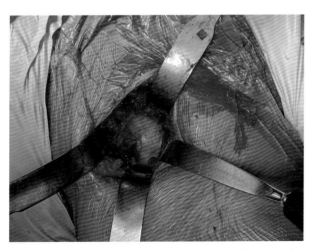

图 2-28　取出股骨头后，在髋臼内侧、外侧、前壁和下方，放置 3 把钝头 Hohmann 拉钩和 1 把双齿 Muller 拉钩进行髋臼的显露

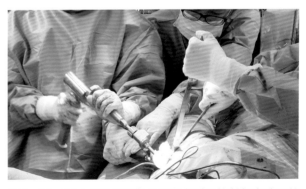

图 2-30　DAA 仰卧位姿势也非常有利于控制打磨髋臼的角度，适当升高手术床避免过度俯视，把持器手柄与患者身体长轴保持 40°左右，与地面保持 10°~15°

过度俯视造成髋臼前倾角偏大。用水冲洗确认磨锉程度后，置入髋臼假体试模，透视并测试大小和位置是否合适，然后打入髋臼假体，并根据情况选择是否需要髋臼螺钉固定。由于体位的改变，髋臼螺钉的安全区位置在左侧髋一般为12点、1点位置，而在右髋一般为11点、12点位置。然后将内衬置入髋臼杯，使用打击器将内衬打入合适位置。

建议初学者在磨锉最终髋臼杯的大小前，可以进行术中透视来确认髋臼打磨的深度、角度及髋臼杯的最终位置。在进行透视并判断髋臼杯位置之前，需要确保骨盆处于水平位置。术中透视时需要观察两侧闭孔形状及高度是否一致，能够清晰观察到髂耻线、髂坐线及泪滴，避免只透视一侧造成的判断失误。

第四节 · 股骨侧显露和操作步骤

众所周知，股骨侧的暴露和操作是DAA手术成功的关键，充分的股骨近端显露是必不可少的。Hana手术床的设计主要就是为了方便股骨侧的操作和显露，但是只要遵循了股骨侧操作的步骤，一般的普通手术床也可以完成DAA手术的股骨侧操作。有研究发现，在标本上进行DAA完成股骨侧显露时，为了使得股骨近端显露充分需要至少平均56°股骨外旋和19°髋关节后伸，同时该研究指出大转子下方的Muller拉钩是显露成功的关键。下面我们以普通手术床为例进行详细的介绍。

安放完髋臼及内衬后，先将患肢摆成"4"字体位（图2-31），使用电刀适当松解股骨前方及股骨距附近的关节囊（图2-32）。松解前方关节囊之后，这时需要测试和判断关节囊的松紧度，特别是后方关节囊的张力。可以使用骨钩勾住股骨髓腔，轻轻向上提拉，以测试关节囊松紧程度，判断是否需要进一步松解。若发现后方关节囊仍然较紧、股

骨提升度较差，可使用电刀松解大转子后外侧的关节囊，注意不要伤及梨状肌及梨状肌腱前下方的联合腱（图2-33）。一般以大转子尖为12点方向，在1～3点方向（右髋为9～12点方向）范围内松解关节囊。注意松解时避免过度松解而损伤短外旋肌群，应该一边松解一边评价是否显露已足够。然后将手术床远端下降30°左右（图2-34），嘱助手将患

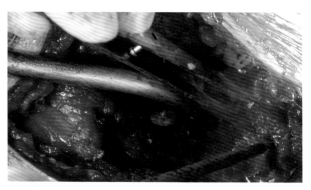

图2-32 松解股骨距周围、前方及内侧部分关节囊

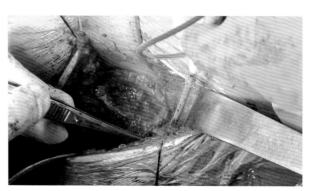

图2-33 因为股骨近端下沉、抬升困难，因此股骨近端显露最关键的步骤是松解后外侧关节囊，同时避免损伤梨状肌肌腱及联合腱的止点。后外侧关节囊松解需要逐步进行，随着肢体的内收外旋以及大转子拉钩撬拨，边松解边评估

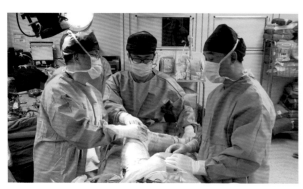

图2-31 股骨侧显露的第一步。将患肢摆放成"4"字体位，使股骨近端外旋

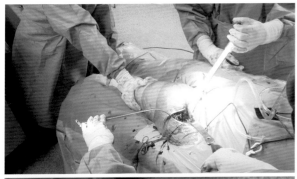

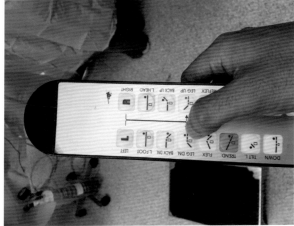

图 2-34 为了更好地显露股骨近端，手术床远端需要下降约 30°，同时患侧肢体需要内收并充分外旋。电动控制的手术床可以做到相对精确的远端下降，并且一键复位手术床的功能也非常实用，可以避免复位时过度屈髋

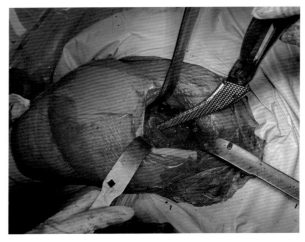

图 2-35 股骨侧显露充分后，就可以逐步进行扩髓和植入假体

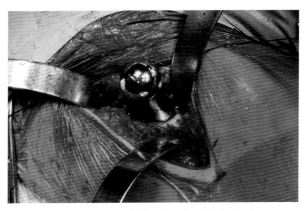

图 2-36 直至植入股骨假体，然后在适当牵引下内旋肢体即可复位关节，注意勿将有缝线标记的前方关节囊卡压在关节内

肢充分内收、外旋，充分显露股骨近端，使其抬升至切口水平。然后用咬骨钳及刮匙去除大转子内侧部分的松质骨后，用髓腔开口器对髓腔进行开槽处理。然后将探棒深入股骨髓腔，探明髓腔的方向及角度。建议用带双偏心距的把持器可以避开髂前上棘和拉钩进行扩髓，从髓腔开口处开始，由小到大，逐级扩髓（图 2-35）。注意扩髓过程中扩髓的轨迹不能有明显的改变，扩髓时注意把持器手柄的方向应该与股骨距方向保持一致，同时要紧贴大转子的骨皮质避免假体内翻。有些情况下，如果松解不够或者对于经验不足的医生而言，股骨试模有可能会打穿前方或后方的骨皮质，甚至发生骨折。为避免这种情况发生，必要的术中股骨正侧位透视可以帮助避免这种并发症的发生。而仰卧位 DAA 情况下，股骨近端的侧位片只需要摆一个"4"字体位就可以轻松获得。当随着股骨试模与骨皮质贴合得越来越紧实，打击的声音会变得实沉。对于大多数初次置换的近端固定股骨假体而言，当干骺端紧

密贴合时，说明扩髓达到了满意的程度。当然，选择最终试模的大小也仍旧需要术前测量和术中透视来综合确定。

当扩髓至适当大小后，一般先选取标准颈长的股骨头进行试模复位和透视检查，复位一般只需要适当牵引并配合内旋就可以做到（图 2-36）。复位后，需要进行两项重要的检查：①仔细检查两侧肢体的长度：可以通过触摸膝关节、踝关节和足底来进行对比。我们建议用术前粘贴在两侧内踝骨性最高处的心电图电极来进行对比，因为这样会使得铺巾造成的触摸误差尽量减小（图 2-37）。②仔细检查髋关节的稳定性：通过对髋关节屈曲内收内旋以及伸直外旋，来判断是否存在髋关节不稳、撞击以及前后脱位的可能。如若需要，根据情况对股骨头进行加减的更换并再次检查稳定性，或去除可能

造成撞击的骨赘。直到透视满意,关节稳定,两侧肢体基本等长,就可以将相应型号的股骨假体植入。冲洗股骨颈植入合适的股骨头,复位后再次测试人工关节的稳定性,检查双下肢长度,因为股骨假体和股骨试模之间常常存在细微的偏差。再次冲洗、严密止血后,逐层缝合前关节囊、阔筋膜张肌的筋膜以及皮肤。前方 T 字形切开保留的关节囊可以左右缝合(图 2 - 38),也可以进一步与股骨颈基底部残留的软组织缝合,切开时保留的慕丝线既可以作为牵引线,也可以作为对位标记。阔筋膜张

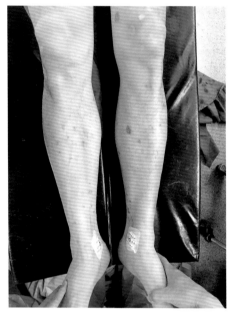

图 2 - 37　术中以及术后可以通过触摸贴附在内踝的电极片,精确判断肢体的长度差异

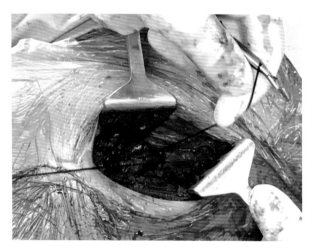

图 2 - 38　复位关节并测试稳定性以及比较双下肢长度后,缝合切开并标记的前关节囊

肌不需要缝合,只需要缝合其纵向切开的筋膜。这层筋膜组织可以间断缝合,但更推荐使用倒刺线进行连续缝合,可以减少手术时间。在缝合阔筋膜张肌的筋膜时注意是否会遇到 LFCN,避免将其缝合造成术后大腿外侧区域感觉异常。皮肤一般推荐使用皮内连续缝合,缝合时对于切口近端的皮缘需要特别注意其是否存在挫伤。

这里需要指出的是,在开展 DAA 手术入路早期,特别是复杂初次置换术中(下一章节内容),为了更好地显露髋臼或股骨近端,术者往往会采取前方髋关节囊切除术,这并不会造成术后人工关节的不稳或前脱位。也可能需要松解股骨后外侧的关节囊及周围软组织结构,这就有可能伤及梨状肌腱和外旋联合肌腱。

尽管对于是否需要保留前方关节囊,以及保留是否能提高髋关节的稳定性和功能改善存在争议,也缺乏多中心前瞻性研究结果。但是在不影响手术视野的情况下,建议尽可能将前方关节囊切开并在手术结束时进行缝合。除非某些情况下,比如类风湿关节炎、强直性脊柱炎等关节囊炎症增生或挛缩明显,则只能行切除术,否则可能影响术后功能或导致疼痛。根据我们的经验,在绝大部分情况下,缝合修复前方厚实的关节囊不仅对于维持髋关节的前方稳定性存在价值,对于改善术后髋关节本体感觉、减少髂腰肌腱激惹也存在一定的帮助。一些影像学检查利用核磁共振对前方关节囊切开和切除两组进行术后第一天和一年的扫描发现,进行切开缝合的病例在术后一年可以发现完整的前方关节囊组织;而切除组虽然有疤痕增生、假关节囊形成,但在核磁共振上无法看到连续的前方关节囊组织。

很多手术医生在进行股骨近端抬升显露时遇到困难,需要对髋关节后外侧关节囊进行松解,但这个操作是否会对梨状肌腱及联合腱产生损伤被人们所关注。除非 DAA 非常有经验的医生,其实很多情况下在松解这部分关节囊时,后方的稳定结构可能也已经受到了部分损伤,据报道联合腱和梨状肌腱的损伤概率达到了 71% 和 7%。虽然这种部分的损伤在松解后外侧关节囊时可能无法避免,但是大量文献已经证实较低的后脱位率还是说明

了 DAA 对后方稳定结构的破坏较少。Alexander 等利用核磁共振随访了 32 例 DAA 微创人工髋关节置换术的病例后发现，术后出院时 75% 梨状肌腱和 38% 联合腱是完整未累及的，到术后一年再利用核磁共振扫描发现 97% 的梨状肌腱和联合腱完整性恢复，尽管有一小部分是通过疤痕连接修复的，这一比例明显高于后侧入路的研究结果。这充分说明了 DAA 对于后方结构的保护和恢复仍然存在明显的优势，即使是部分松解或损伤，也是可以完全恢复的。

第五节·股骨侧松解显露的步骤和技巧

由于众所周知的原因，股骨近端的显露是 DAA 手术入路最大的困境，也是影响大多数初学者的一个障碍，许多医生也因此放弃了对 DAA 的坚持，因此本书中需要单独列出该章节进行详细阐述和讨论。

股骨近端的松解其实从髋关节前方显露时就已经开始了，前方关节囊的切开即是松解的第一步。而此后各种软组织的松解都是根据显露是否充分，不断评估不断松解，避免一下子松解过度造成不必要的关节不稳等潜在风险。沿着股骨颈轴线从髋臼前缘一直往下切开前方关节囊并沿着股骨颈基底部向内外侧延伸，可以根据具体情况选择前关节囊保留或切除术。股骨颈截骨后内侧关节囊切开可通过外旋股骨直至小转子附近，并同时将耻股韧带松解，避免伤及髂腰肌肌腱及止点。外侧关节囊也可通过骨钩提拉股骨近端髓腔配合外旋，一直松解至大转子后方。实际手术过程中会由于各种原因造成股骨近端外旋不够或提升不足以接近髋臼前缘水平，造成操作困难，需要进一步软组织松解。

这里需要指出的是，在配合下肢内收、外旋及后伸的情况下，使用大转子下方和股骨近端内侧两把拉钩进行显露评估需要反复尝试。只有在尝试重新摆放下肢体位和拉钩充分撬拨仍不能满意显露的时候，才进一步行后方其他软组织的逐步松解。这一点非常重要，可以避免不必要的松解造成后方组织的过度损伤。在初步松解不满意的情况下，我们可以逐步依次进行外上方关节囊切除、联合腱松解、梨状肌腱松解，甚至最后行闭孔外肌的松解。每一步松解结束都需要重新评估，在不能满

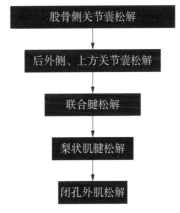

图 2 - 39　股骨近端软组织松解顺序和步骤（根据显露情况逐步进行，边松解边评估，直到显露满意，避免一步到位过度松解，造成关节术后不稳定）。在绝大多数病例情况下，不需要松解联合腱及以下的肌腱组织

足操作要求下才进行下一步软组织的松解。通过这些软组织的程序化松解（图 2 - 39），最终都可以将股骨近端提升以进行股骨侧的扩髓和假体植入。

在翻修手术时则又会遇到进一步的困难，那是因为瘢痕组织增生、肢体短缩等原因造成的。这时上述程序化松解步骤也许不能满意地进行股骨近端显露，需要扩大切口松解软组织。常用的方法是向近端和远端延伸手术切口（后续章节详述），以及松解阔筋膜张肌在髂骨翼上的止点等来完成显露。极端情况下还可以通过髂骨翼截骨来增加显露视野，即使这种情况并不多见。

股骨近端的显露是 DAA 手术入路最核心的手术技术，需要不断在手术中根据每个不同的病情特点按程序规范进行。掌握了这个松解显露过程就基本克服了学习曲线，对手术的顺利开展和减少并发症意义重大。

股骨侧操作 10 步总结：

（1）松解内侧关节囊。

（2）过伸髋关节（手术床远端下降）。

（3）外旋下肢保持膝关节伸直。

（4）内收。

（5）大转子后外侧放置双齿拉钩。

（6）松解后外侧的关节囊。

（7）股骨髓腔开髓。

（8）刺探髓腔。

（9）小号扩髓器扩髓。

（10）带双偏心矩的扩髓把持器扩髓。

本章要点

（1）体位：大多数术者喜欢采用仰卧位，对于肢体长度的控制、麻醉的气道管理等方面都有优势。可以采用专用的 Hana 手术床或者普通手术床，但普通手术床的远端部分应该可以下降。术侧上肢应悬吊或者固定于胸壁上，避免影响操作。

（2）切口：以髂前上棘、股骨大转子和阔筋膜张肌的体表投影作为切口位置的参考，并根据不同体型和解剖进行适当调整。常见的失误是将切口过于偏内侧和远端。进入肌肉间隙时，可以根据旋股外侧血管的位置来判断切口位置是否良好。消毒铺巾时避免手术薄膜的牵拉造成切口标记的移位。

（3）显露：如果使用普通手术床，则需要更多的助手，一般2～3名。拉钩的正确放置，对于顺利完成手术，减少并发症至关重要，尤其是髋臼前缘的尖刺拉钩对于股神经和股血管存在潜在威胁。外侧拉钩对于阔筋膜张肌的肌纤维也会造成损伤。

（4）血管的处理：DAA 手术中唯一遇到的血管是显露分离股直肌与阔筋膜张肌的间隙时遇到的旋股外侧血管的分支，个体存在变异，往往有2～3组，需要仔细电凝或结扎，避免其缩回肌肉组织后，出血将会非常棘手。

（5）关节囊的处理：可以选择切除或者保留关节囊，对于手术没有太大的影响。如果需要保留，一般选择 T 形切开关节囊，切开后穿慕斯线悬吊固定，不仅有利于手术视野的暴露，也为之后缝合关节囊提供了参考依据。但是初学者为了更好地暴露，建议可以选择将前方的关节囊完全切除。

（6）髋臼侧准备：在使用髋臼锉打磨髋臼时就应注意调整手术床的高度，控制髋臼的外展角及前倾角，髋臼锉把持器与身体长轴形成的夹角即为外展角，一般为40°左右；髋臼锉把持器与地面形成的夹角即前倾角，一般为10°～15°。髋臼螺钉一般选择在2点及3点位的安全区（左髋）。通常我们不选择带有高边的内衬，如果带有高边，一般将高边放置在外侧或者后侧，避免造成对股直肌和髂腰肌腱的刺激。

（7）股骨侧的准备：在暴露股骨髓腔之前，要先进行前方关节囊的松解，用骨钩测试关节囊的松紧度。一般而言，我们都需要再次松解股骨大转子后外侧的关节囊，以达到充分暴露股骨髓腔的目的。在松解后外侧关节囊时，应注意避免松解范围过度从而损伤短外旋肌群。通常我们可以边用骨钩提拉股骨边松解，直到满意为止，避免用暴力拉钩撬拨股骨大转子造成骨折。

（8）缝合：在缝合阔筋膜张肌的筋膜时，一定要注意避免损伤股外侧皮神经。若切口选择准确，股外侧皮神经一般位于筋膜切口内侧。股外侧皮神经的损伤是直接前方入路全髋关节置换术术后最常见的并发症之一。

参考文献

［1］桑伟林，朱力波，马金忠，等. 微创直接前入路全髋关节置换术［J］. 国际骨科学杂志，2010，31（5）：266-267.

［2］刘宇，桑伟林，姜亚飞，等. 直接前方入路与后外侧入路行人工全髋关节置换术对髋臼假体位置影响的比较研究［J］. 中国修复重建外科杂志，2017，7：790-793.

［3］Alexander S. McLawhorn, Alexander B. Christ, Rachelle Morgenstern, et al. Prospective Evaluation of the Posterior Tissue Envelope and Anterior Capsule After Anterior Total Hip Arthroplasty ［J］. The Journal of Arthroplasty, 2020, 35：767-773.

［4］R. Michael Meneghini, Mark W. Pagnano, Robert T. Trousdale, et al. Muscle Damage During MIS Total Hip

Arthroplasty Smith-Peterson versus Posterior Approach [J]. Clinical Orthopaedics and Related Research, 2006, 453: 293 – 298.

[5] Connor W. Sullivan, Samik Banerjee, Khusboo Desai, et al. Safe Zones for Anterior Acetabular Retractor Placement in Direct Anterior Total Hip Arthroplasty: A Cadaveric Study [J]. J Am Acad Orthop Surg, 2019, 27: e969 – e976.

[6] Brad L. Penenberg, Antonia Woehnl. The direct anterior approach: Here today, gone tomorrow — Affirms [J]. Seminars in arthroplasty, 2014, 25: 120 – 126.

[7] Morad Chughtai, Linsen T. Samuel, Alexander J. Acuna, et al. Algorithmic soft tissue femoral release in anterior approach total hip arthroplasty [J]. Arthroplasty Today, 2019, 5: 471 – 476.

[8] Lovell TP. Single-incision direct anterior approach for total hip arthroplasty using a standard operating table [J]. J Arthroplasty, 2008, 23(7 Suppl): 64 – 68.

[9] Matta JM, Ferguson TA. The anterior approach for hip replacement [J]. Orthopedics, 2005, 28: 927 – 928.

[10] Anterior Total Hip Arthroplasty Collaborative Investigators, Bhandari M, Matta JM, et al. Outcomes following the single-incision anterior approach to total hip arthroplasty: a multicenter observational study [J]. Orthop Clin of North Am, 2009, 40: 329 – 342.

[11] Mast NH, Matta JM. Simultaneous bilateral supine AA THA: evaluation of early complications and shortterm rehabilitation [J]. Orthop Clin North Am, 2009, 40: 351 – 356.

[12] Masonis J, Thompson C, Odum S. Safe and accurate: learning the direct anterior THA [J]. Orthopedics, 2008: 31(12 suppl 2).

[13] Andrew S. McGee, Samuel R. Huntley, Zachary L. Littlefield, et al. Hip external rotation and extension angles for exposure and preparation of the proximal femur in direct anterior total hip arthroplasty: A cadaveric study [J]. Journal of Clinical Orthopaedics and Trauma, 2020, 11: S62 – S65.

[14] Moskal JT. Anterior approach in THA improves outcomes: affirms [J]. Orthopedics, 2011, 34: e456 – e458.

[15] Vail TP, Mariani EM. Approaches to primary total hip arthroplasty [J]. JBJS Am, 2009, 91(suppl 5): 10 – 12.

[16] Gregory R. Galakatos. Direct anterior total hip arthroplasty [J]. Missouri Medicine, 2018, 115: 537 – 541.

[17] Mast NH, Laude F. Revision total hip arthroplasty performed through the Hueter interval [J]. JEJS Am, 2011, 93(suppl 2): 143 – 148.

[18] Barrett WP, Turner SE, Leopold JP. Prospective randomized study of direct anterior vs postero-lateral approach for THA [J]. J Arthroplasty, 2013, 28(9): 1634 – 1638.

[19] Yi C, Agudelo JF, Dayton MR, et al. Early complications of anterior supine intermuscular total hip arthroplasty [J]. Orthopedics, 2013, 36(3): e276 – e281.

[20] Berend KR, Lombardi AV, Seng BE, et al. Enhanced early outcomes with the anterior supine intermuscular approach in primary THA [J]. JBJS Am, 2009, 91(suppl 6): 107 – 120.

[21] Ometti M., Brambilla L., Gatti R., et al. Capsulectomy vs capsulotomy in total hip arthroplasty. Clinical outcomes and proprioception T evaluation: Study protocol for a randomized, controlled, double blinded trial [J]. Journal of Orthopaedics, 2019, 16: 526 – 533.

[22] Nakata K, Nishikawa M, Yamamoto K, et al. A clinical comparative study of the direct approach with mini-posterior approach: two consecutive series [J]. J Arthroplasty, 2009, 24(95): 698 – 704.

第三章

直接前方入路髋关节置换术的进阶：复杂初次置换和翻修手术

掌握了 DAA 手术的基本技术以后，我们可以进一步将其应用于更复杂的人工髋关节置换术或翻修术。曾经有一些观点认为，DAA 由于其肌肉间隙技术显露范围有限，而且股骨侧的暴露相对比较困难，因此 DAA 只适合简单初次髋关节置换术。但是随着解剖和临床实践的深入，我们逐渐发现通过将近端切口延伸至髂前上棘和髂骨嵴（类似 S-P 切口），骨膜下剥离髂骨内外侧骨板可以实现对髋臼内壁、前柱和后柱的处理；也可以通过向远端后侧延长切口，充分显露整个股骨干。因此 DAA 手术入路不仅可以实现初次髋关节置换，对于复杂初次置换病例、需要去除股骨内固定的髋关节置换以及翻修病例，均可以通过该入路完成。

第一节·直接前方入路手术假体准备及位置判断

原则上 DAA 对于股骨或髋臼的假体没有任何限制，目前市面上应用的各种类型人工髋关节假体均可以在 DAA 手术中应用，无论是生物型假体还是骨水泥假体，国产或者进口，这与手术入路没有直接关系（图 3-1 和图 3-2）。大多数人认为，DAA 的难点在于股骨侧的显露和操作，因此普遍的观点认为在股骨侧采用短柄假体会更方便，不太容易造成股骨扩髓或者假体植入时发生骨折或假体位置不良甚至穿出髓腔的风险。对于绝大部分

初次置换，我们更推荐近端固定的锥形短柄，不仅方便手术操作减少不必要的股骨并发症，同时也可以达到良好的初始稳定。随着经验的积累，常见的近端涂层或全涂层，锥形短柄、长直柄或解剖型股骨假体均可方便地使用。最重要的是术中进行良好的股骨近端准备，方便扩髓和植入假体以及透视判断假体位置，而我们也更倾向于使用短柄股骨假体。令人意外的是，Phonthakorn 等人通过对 6825 例 DAA 微创人工髋关节置换术假体的回顾性分析发现，与不带颈领和短柄假体相比，近端带领的股骨假体和长柄股骨假体围手术期并发症发生率更低，虽然两者的翻修率并无差异。但作者认为这个结论还缺乏前瞻性研究证据的支持。

髋臼假体的选择也是根据病情的需要，而非受入路的影响。由于近端可以通过延伸切口，剥离阔筋膜张肌髂骨止点甚至缝匠肌、股直肌髂前下棘的止点，充分显露髋臼前后柱和内侧壁。因此各种髋臼假体、加强垫块、同种异体植骨块和个体化 3D 打印定制假体均可被通过适当的组织剥离进行安放和固定（图 3-3）。

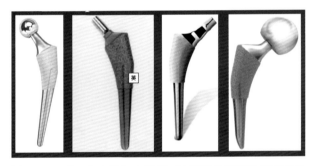

图 3-1　对于大多数初次置换，我们推荐使用近端固定的锥形短柄股骨假体

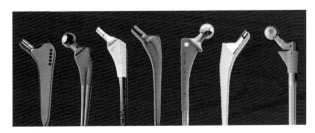

图 3-2　在一些复杂的病例中，可以采用全涂层股骨柄以及组配式股骨柄。假体的选择应该根据病情而非手术入路而定。只要经过充分的股骨侧准备，DAA 没有假体选择的禁忌证

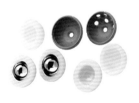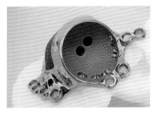

图 3-3　DAA 适合所有髋臼假体的使用，即使是在某些复杂情况下需要植骨或使用增强垫块，也可以通过延长近端切口并向内外侧剥离来实现

术中透视对于 DAA 非常重要,无论是初学者还是已经具备一定经验的关节外科医师。跟其他入路一样,透视可以帮助判断假体位置、肢体长短以及可能存在的一些并发症问题(图 3-4)。而 DAA 的一个潜在优势是可以非常方便地进行术中髋臼的正位和股骨近端的正侧位透视(图 3-5),最大限度地减少由于身体倾斜造成的透视判断误差(这在侧卧位时时常遇到)。特别是在获取股骨近端侧位图像时,只要将术侧髋关节做一个"4"字体位即可轻松获得。这在某些情况下判断股骨假体或试模有无从股骨的前方或后方穿出非常重要(图 3-6)。

尽管许多有经验的医师不喜欢采用术中透视,他们更倾向于依赖经验来判断假体角度和肢体长短,而且透视会增加手术时间。但有研究结果显示,在 DAA 手术中使用透视使得髋臼假体位置更精确,特别是假体位置角度的变异更小。而我们认为,随着手术经验的积累,通过透视来判断假体位置似乎不是特别必要,但是对于发现有无潜在的股骨侧或髋臼侧的骨折和其他意外显得更为重要。

有研究报道 1017 例 DAA 微创人工髋关节置换术,使用普通手术床、干骺端固定的长柄假体且术中不进行透视,也获得了良好的临床效果。而 Kenya 等的研究发现,近端固定的生物型锥形股骨假体在进行 DAA 微创人工髋关节置换术时,有增加股骨前倾的风险,需要术者仔细判断进行调整,否则有增加联合前倾角和脱位的风险。DAA 微创人工髋关节置换术并不受手术工具、使用假体以及透视的绝对限制,否则它便不是一个适用广泛的手

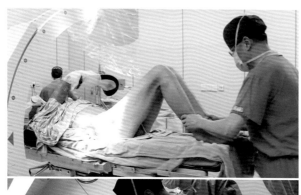
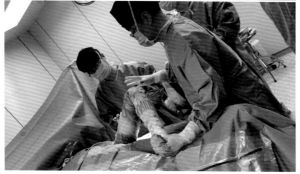

图 3-4 术中、术后肢体长度比较,关节稳定性测试和 C 臂机透视非常重要

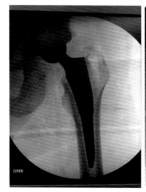
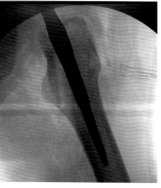

图 3-5 术中推荐进行股骨近端正侧位透视,以便更准确地判断假体位置和大小,单纯正位摄片有时会产生假象,而"4"字体位时很容易获得股骨近端的侧位图像

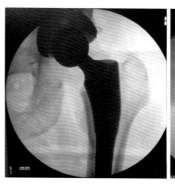
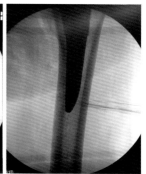

A

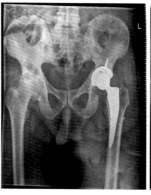
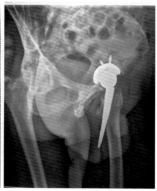

B

图 3-6 典型透视病例介绍。A. 从正位片上看,股骨假体似乎位于股骨髓腔内,位置稍偏内。B. 股骨假体实际上从前方皮质穿出股骨,在正位透视中刚好与股骨髓腔重叠,从而影响判断

术入路,只是一些特殊的工具和技术,可以为初学者提供便利和安全保障,减少并发症或缩短学习曲线,也在一定程度上增强手术者使用该入路的信心。

第二节 · 一期双侧直接前方入路微创人工髋关节置换术

与其他手术入路或者侧卧位手术相比,仰卧位DAA手术为许多双侧髋关节病变患者提供了更好的机会,一次麻醉情况下进行双侧髋关节置换术,而且另一侧可以在一侧关闭伤口的时候同时进行。这不仅可以帮助部分患者减少一次手术和麻醉,避免对第一侧手术部位的干扰,也可以节约住院费用并缩短全程康复时间。但是,与其他入路一期双侧髋关节置换一样,需要充分评估患者身体状况、家庭工作因素以及本人意愿,使患者真正获益。鼓励所有双侧髋关节病变的患者进行一期置换是不推荐的,因为这可能造成各种风险的增加,比如感染、出血、深静脉血栓以及身体其他脏器的并发症。文献和经验均发现,一期双侧置换平均失血量 600 ml左右,术后需要输血的概率明显增加,术后康复依从性也有所降低。Jesus 等通过对一期双侧手术、分期手术方案 1(两侧间隔时间小于 1 年)和分期手术方案 2(两侧间隔时间大于 1 年)的回顾性比较发现,尽管相对来说 DAA 的手术创伤较小,一期双侧置换不仅平均住院时间更长,而且并发症的发生率和输血率都明显升高,因此他们仅建议在一定适应证的情况下开展 DAA 一期双侧髋关节置换术,主要适应证如下。

(1) 双侧髋关节病变均需要置换手术,且髋关节病变或畸形相对较轻。

(2) 相对年轻的患者(一般认为<75 岁)。

(3) 术前无贫血。

(4) 无严重心脏疾病、肺肝肾功能不全,糖尿病患者控制良好者。

(5) 美国麻醉学分类(ASA)的 1 级或 2 级,BMI<30。

(6) 无长期使用抗凝药物史。

但这也有例外,有时候外科医生需要面对的不仅仅是简单的临床问题,在一些特殊情况下需要结合患者的情况综合考虑手术操作和面临的风险。荷兰的 Barvelink 报道了一例 ASA3 级的 DAA 一期双侧髋关节置换。一位 79 岁的女性由于破坏性髋关节炎导致的严重双侧髋关节疼痛、无法站立,只能借助轮椅活动,她同时还患有慢性肾功能不全引起的贫血、糖尿病,并且 BMI 指数也达到了 37,所有保守治疗措施和镇痛药物均不能缓解症状。使用 DAA 进行一期双侧置换,术后也没有发生严重的并发症且获得了良好的负重行走功能。这也是 DAA 微创的操作和更少的出血及疼痛为这些特殊患者提供了一种更好的手术方案。

由于 DAA 仰卧体位,手术操作与常规并无区别,也不需要进行体位的改换,这对于手术操作者和麻醉气道的管理都非常便利。可以一次消毒将两侧铺巾准备好,也可以分次进行消毒铺巾,这取决于术者对第一侧手术时间的把握以及对侧无菌控制的掌控。一次铺巾可以在第一侧关闭切口时进行对侧的手术,节约一些手术时间,但也有增加感染的风险。一次铺巾需要特别关注会阴区的覆盖和遮挡,因为手术中的各种肢体活动可能会造成无菌区域污染。需要注意的是,无论是否一次铺巾,术者需要更换手术衣和手套,手术工具必须要全部更换,包括手术刀片、拉钩以及髋臼磨锉、把持器等等,以防止术中污染的可能。同时,要根据手术时间的长短决定术中是否需要加用一次静脉预防抗生素和氨甲环酸。

绝大多数情况下,双侧髋关节使用的假体大小型号、类别基本一致,但例外也常有发生,这需要具体病情分析。可以通过术前仔细阅片、查体、术前规划等进行预判,术中根据情况作出最终决定。这也需要对患者进行良好的术前沟通和交待,以避免发生误解。虽然 DAA 手术对于一期双侧髋关节置换有许多优势,但也要充分认识到两次手术对患者

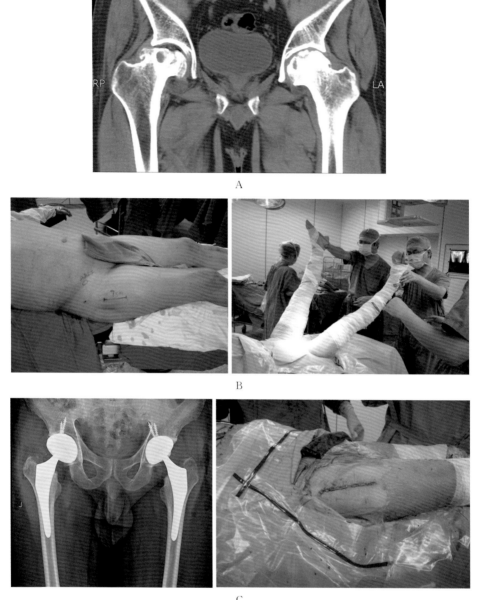

图 3-7 典型一期双侧置换病例介绍。A. 男性,56 岁,双侧酒精性股骨头坏死,疼痛伴跛行 2 年余。B. 一次铺巾行同期双侧 DAA 微创人工髋关节置换术,可以明显提高手术效率。C. 在一期双侧 DAA 微创人工髋关节置换术中,当一侧手术结束关闭切口时,对侧即可开始手术,同时进行以节省手术时间

潜在的各种意外可能和并发症增加的风险(图 3-7)。

术后康复以及负重活动与单侧置换并无本质区别,特别需要关注的是手术后贫血的情况以及全身状况,对于中重度贫血或低蛋白血症需要及时纠正。

目前文献中报道一期双侧髋关节置换约占所有髋关节置换的 10% 左右,对于健康状况较好并且需要双侧置换的患者,选择一期置换利大于弊。DAA 由于其体位优势、微创的特点,在一期双侧置换中显得更有价值。但同时也需要外科医师具有丰富的手术经验,做好充分的患者评估,手术团队配合默契,同时在围手术期对患者及其家属进行充分沟通和教育,也是一期双侧置换成功的必要条件。

第三节 · 直接前方入路在复杂初次髋关节置换术中的应用

随着 DAA 手术经验的积累，术者可以从简单初次髋关节置换逐渐过渡到复杂病例。在严重髋关节发育不良、股骨近端内固定术后、髋关节周围截骨术后、Perthes 病、先天性骨骺滑脱等情况下，髋关节骨性解剖发生畸形改变、关节囊及软组织挛缩等原因，往往造成手术显露和操作的困难，容易发生术中骨折以及假体不稳定等。大多数外科医师仍喜欢采用传统后入路来处理这些相对复杂的病例，但是随着对 DAA 的进一步认识，越来越多的外科医生开始关注和尝试其在复杂初次置换中的应用（图 3-8、图 3-9 和图 3-10）。

标准的 DAA 手术入路和肌肉间隙技术在处理髋臼骨缺损尤其是后壁缺损方面，存在一定的限制；在股骨近端有内固定存留时也存在一定的困难。前面也多次提到，DAA 手术最大的技术难点在于股骨侧的显露和操作，对于髋关节有畸形、周围软组织广泛挛缩的情况下，这种困难更为突出。因此在相对复杂的病例中进行 DAA 微创人工髋关节置换术存在一些难以回避的挑战。但是由于 DAA 具有微创、人工关节稳定、仰卧位有利于气道管理、假体位置变异率低、方便透视，并且在判断肢体长度方面的优势，在复杂初次置换病例中采用 DAA 仍具有一定的价值。

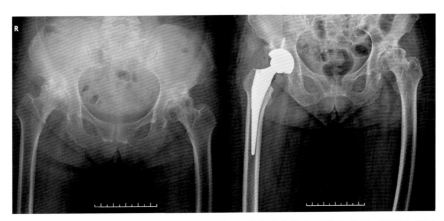

图 3-8　DDH 伴髋关节骨关节炎。一般并不严重影响髋臼环的完整性，仍可方便地采用 DAA 行全髋关节置换术，也更有利于术后人工关节的稳定

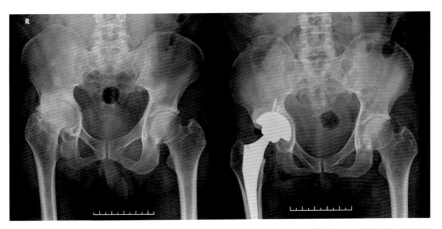

图 3-9　髋臼内陷症（otto's 病）。尽管 off-set 变小，也可以采用 DAA 进行全髋关节置换术，并通过内壁打压植骨重建正常 off-set

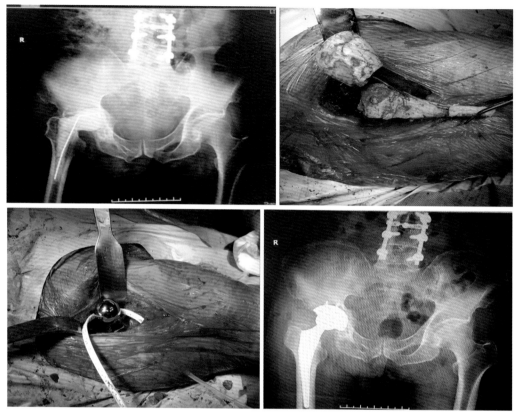

图 3 - 10　髋关节结核前方冷脓肿形成,采用 DAA 一期清创植入骨水泥 spacer,二期进行人工髋关节置换手术

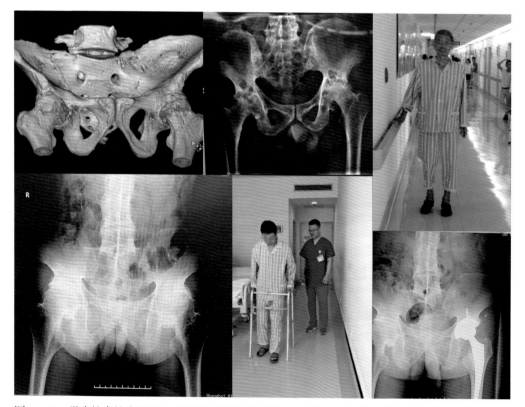

图 3 - 11　强直性脊柱炎的 DAA 微创人工髋关节置换术,术后人工关节的稳定性有利于早期下地活动锻炼,避免早期脱位的发生

Tatsuya tamaki 等利用普通手术床仰卧位 DAA 为 9 例平均融合时间达近 30 年的髋关节融合患者实行了全髋关节置换手术，平均手术时间 68 分钟，出血 377 mL，术后随访 5 年仅有一例发生髋关节脱位且经过保守治疗，无一例出现翻修手术。在强直性脊柱炎的髋关节置换手术中，DAA 的应用也在一定程度上提高了临床疗效，特别是加强了人工关节的术后稳定性（图 3 - 11）。

1. 基本手术技术·即使对于病变相对比较复杂的髋关节，髂前上棘仍然可以非常容易辨认，并作为手术切口的骨性标记（图 3 - 12）。此外，阔筋膜张肌也是比较容易在体表找到其投影，而且即使是在肥胖患者中该部位的皮下脂肪组织也是相对较少的。根据髋关节病变情况，手术切口可向近端（沿髂嵴）和远端延长。

2. 股骨近端的处理·大多数股骨颈骨折后股骨头坏死，存留股骨颈或者股骨近端的内固定物；对于高脱位的髋关节发育不良可能需要行转子下截骨。常见的股骨颈空心螺钉或短钢板可以通过延长远端切口取出，也可以在切口后方切开一个小口将螺钉拧出（图 3 - 13）。而对于更为复杂的病例可能需要转子下截骨，则需要向远端延长切口，从偏后的方向将部分股外侧肌向前方剥离。注意保持臀中肌和股外侧肌的连续性（图 3 - 14 和图 3 - 15），并保护好股神经的分支及血管，根据需要往往在小转子下方 1 cm 左右的部位进行截骨。

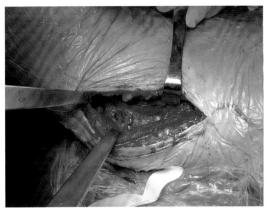

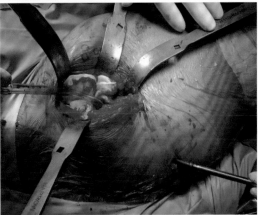

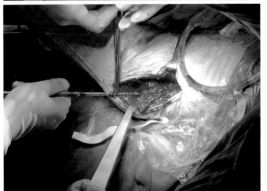

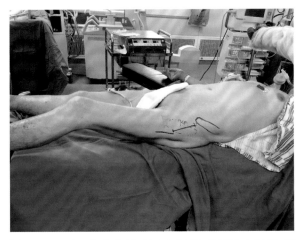

图 3 - 12　对于复杂病例更加需要仔细辨别体表标记，髂前上棘和阔筋膜张肌的轮廓即使在复杂病变的髋关节也不难辨认

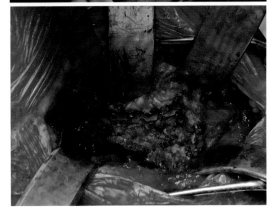

图 3 - 13　股骨近端的空心螺钉、钢板等内固定物，可以通过延长切口取出，也可以在切口后方通过小切口取出

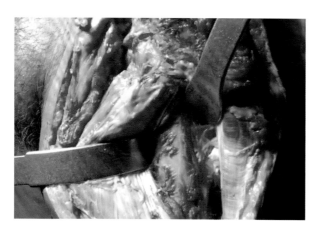

图3-14 可以沿常规DAA切口向远端延伸,保护臀中肌-大转子-股外侧肌结构的连续性,并从股外侧肌后方显露股骨上段骨干

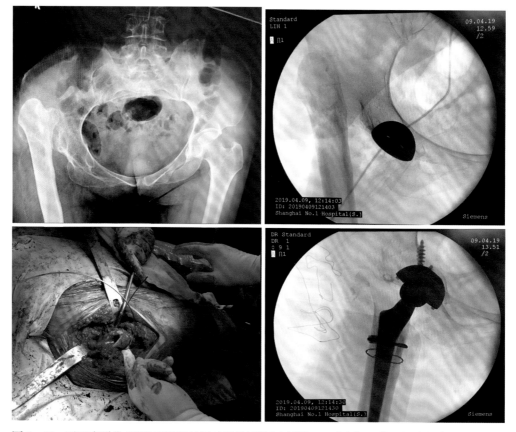

图3-15 对于高脱位DDH可以通过同时延长近端和远端切口,减少切口软组织张力并进行充分松解来完成手术操作,同时还可以对股骨近端进行截骨等必要处理

3. 髋臼侧的处理·在复杂初次置换中,髋关节病变往往伴有髋臼的变异或者缺损,以及髋臼的内固定存留。相比前壁的处理,髋臼后壁的处理更为复杂一些。需要将切口沿着髂嵴外侧缘延伸,将阔筋膜张肌从髂嵴外侧骨膜下剥离,可以对外侧和后壁进行处理。关闭切口时可以通过髂骨穿洞将阔筋膜张肌的肌腱部分进行缝合固定(图3-16)。

4. 髋关节发育不良伴骨关节炎的DAA-THA·Crow Ⅰ型和Ⅱ型髋关节发育不良伴有髋关节骨关节炎的患者,其手术操作与简单初次置换并无太大差别,不在此讨论。这里仅讨论对Ⅲ、Ⅳ型发育不良的髋关节进行DAA-THA。严重髋关节发育不良的DAA-THA手术,面临着髋臼骨缺损、前倾角异常以及股骨近端解剖变异等情况。与其他入路相比,DAA 对于严重髋关节发育不良的髋关节后方软组织结构损伤更小,因此术后的稳定性会得到一定的加强。Kawasaki 等通过核磁共振扫描发现,采用 DAA 对髋关节发育不良的病例进行全髋关节置换术后,臀中肌和梨状肌都得到了很好的保护。Maria-Roxana 等也报道 DAA - THA 治

疗严重髋关节发育不良获得了良好的中长期临床效果,未发生一例脱位及感染。

中重度髋关节发育不良往往伴有髋臼的异常及缺损,在进行髋臼磨锉和植骨或加强时需要良好的髋臼显露(图 3 - 17)。因此需要像翻修手术一样沿着常规 DAA 切口向两端延伸。近端可以直接延伸到髂前上棘的外侧直至髂嵴,并沿着髂骨内外侧骨板进行骨膜下剥离。在进行髂骨外侧骨膜下剥离时,可以适当松解阔筋膜张肌的腱性部分以方便对髋臼后壁及后柱的显露和操作。为了进一步显露髋臼内壁及进行前柱的操作时,需要适当松解股直肌、缝匠肌在髂前下棘和髂前上棘的止点,然后沿耻骨支骨膜下剥离至耻骨粗隆。无论是前方剥离还是后方剥离,需要强调的是都必须在骨膜下进行仔细操作,并用尖头 Hohmann 拉钩牵开内外侧组织,避免损伤重要的神经和血管组织。这种操作可以使髋臼得到充分的显露,方便进行植骨、垫块,加强髋臼以及磨锉和植入假体。

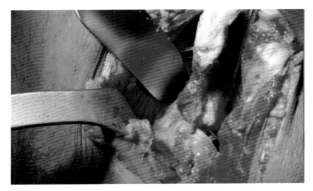

图 3 - 16 若需要增加髋臼侧的显露,则需要将近端切口沿髂嵴延长,然后沿髂骨内外侧骨板进行骨膜下剥离阔筋膜张肌的附着部甚至缝匠肌、股直肌止点,方便对髋臼前后壁的重建等操作

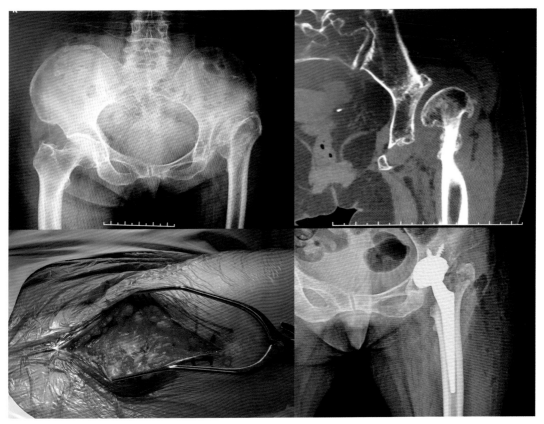

图 3 - 17 4 度 DDH 的直接前方入路人工髋关节置换术。在不采用股骨截骨的情况下,需要松解更多的软组织,并使用合适的股骨假体控制联合前倾角

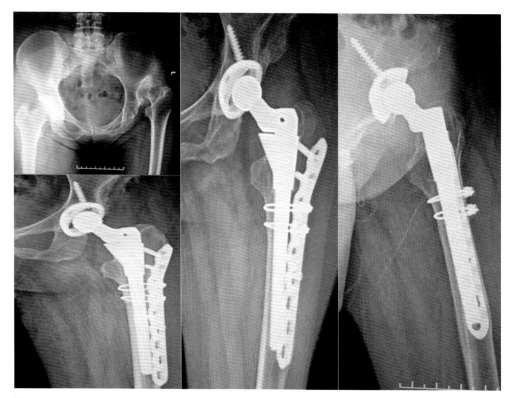

图 3-18　文献报道 DAA 进行 4 度 DDH 的人工髋关节置换术,采用转子下截骨、髋臼外上方植骨以及组配式股骨柄假体,这种情况下往往需要向近端和远端分别延长切口

有时由于近端股骨解剖变异明显假体植入困难,或因为肢体严重短缩人工关节复位困难,需要进行转子截骨或转子下截骨,则需要向远端延长切口,但这种延长往往比较有限,不像髋关节翻修需要显露大部分股骨干(图 3-18)。由于转子下横行截骨相对简单方便,为大多数外科医生所采用,而且也可以通过 DAA 完成。将切口远端沿着阔筋膜张肌的纵轴稍向外后侧延伸,向前方剥离股外侧肌即可显露股骨转子下骨干部分。此处需要注意充分电凝股深动脉的穿支血管以避免出血,尤其是延伸的切口较长时更容易碰到这些穿支血管。Kazuhiro 等认为 DAA 对外展肌等软组织的保护有利于髋关节发育不良术后的早期下地康复锻炼。他们报道 12 例 Crowe Ⅳ 型髋关节发育不良进行 DAA 微创人工髋关节置换术合并转子下截骨,术后 1 周开始扶拐下地活动,经过 3 年随访无一例严重并发症。

5. 髋关节内固定存留的 DAA-THA · 既往有股骨颈骨折、转子间骨折以及髋臼截骨等手术,需要同时进行内固定取出和人工全髋关节置换的

病例并不少见(图 3-19)。这些病例往往髋关节活动范围较小,周围有比较明显的疤痕形成,肌肉间隙和神经血管组织较难分离。常见的内固定物包括:空心拉力螺钉、髋滑动螺钉装置和髓内钉(图 3-20 和图 3-21)。文献报道,与常规的初次置换术相比,这种取出内固定进行人工髋关节置换手术的手术时间较长、出血多,发生骨折、脱位和感染的风险也更大。

对于这种既要取出内固定物又要同时进行人工髋关节置换的病例,术前需要仔细评估,包括实验室检查、影像学检查等,因为存在潜在的感染和内固定物不容易取出的情况,以及可能引起的麻醉时间过长。这就需要考虑是一期手术还是分期,可以在术前跟患者讨论商定,有时是在术中决定的。假如需要分两次手术,一般建议间隔 3 个月以上是相对比较安全的。如前所述,假如是空心螺钉则可以通过牵拉切口远端软组织并内旋下肢取出;也可以通过附加外后侧小切口经皮取出(图 3-22)。而对于髋动力加压螺钉钢板系统,则往往需要延长股骨侧的切口。有时候过多的骨痂会覆盖内固定物,

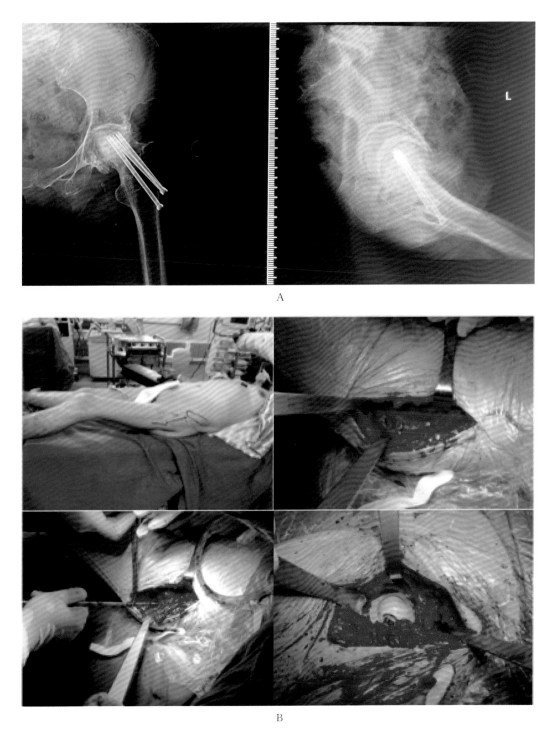

图 3-19 A. 左侧股骨颈骨折三枚空心螺钉固定术后，股骨头坏死伴髋关节屈曲挛缩。B. DAA 同一切口取出螺钉并进行髋关节置换

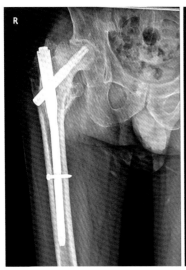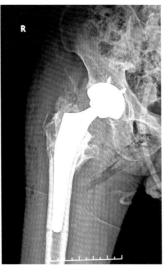

图 3 - 20　右侧股骨颈基底部骨折,股骨近端髓内钉固定术后股骨头坏死。DAA 切口内取出主钉及螺旋刀片,远端锁钉通过微创小切口取出,并进行人工髋关节置换术

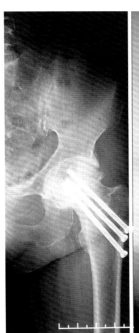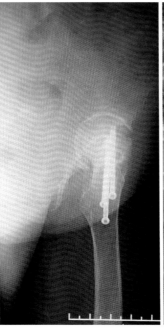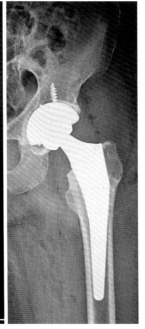

图 3 - 21　左侧股骨颈骨折内固定术后 3 年,股骨头坏死,DAA 微创人工髋关节置换术

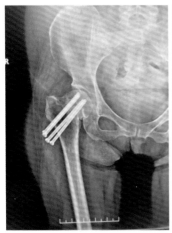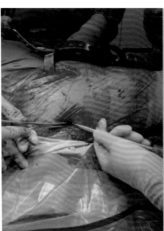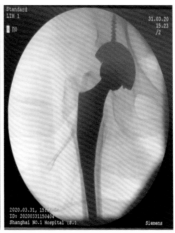

图 3 - 22　右侧股骨颈骨折术后 2 年股骨头坏死伴内固定松动,外侧小切口辅助取出空心拉力螺钉,DAA 微创人工髋关节置换术

特别是股骨髓内钉更多见,需要用高速磨钻或骨凿仔细去掉后才能显露。术中透视对于寻找内固定物有一定的帮助,而 DAA 的平卧位为透视及寻找内固定物提供了便利。某些情况下股骨颈的内固定物无法一次取出,可以先进行股骨颈截骨,把金属周围的骨质去除后,再用锋利的磨钻或骨凿将其切断。特别需要注意的是,在有内固定的情况下,手术入路及间隙会有明显的疤痕增生,在进行组织分离时一定要特别小心处理。股骨近端髓腔也会有硬化骨的存在,对于正确髓腔骨道的判断也造成一定的困难。

在这种病例中,髋臼侧相对较容易处理,只是需要对髋臼内固定取出后出现的骨缺损或者局部骨强度不足有一定的预判,需要准备好异体骨、加强块或翻修臼杯等。但是股骨侧的处理就相对复杂得多,也是这类病例的难点。首先,对于大转子的撬拨需要小心,避免引起骨折;其次,常由于股骨头塌陷造成肢体短缩,会导致显露及关节复位困难;此外,由于股骨近端或股骨颈内固定的周围往往会产生硬化骨带,对扩髓和假体植入都会造成困难,严重者甚至造成股骨扩髓方向改变引起股骨穿孔或骨折。术前的 CT 扫描有助于提前判断这种情况的存在,并准备高速磨钻来处理这些硬化带,并进行术中透视确认。导丝引导下的空心钻也可以帮助打通股骨近端髓腔内的硬化带,帮助确定正确的股骨髓腔方向。大多数情况下,只需要适当延长近端或远端的皮肤切口,以帮助减轻张力完成股骨侧的处理。

第四节 · 直接前方入路在髋关节翻修手术中的应用

由于直接前方入路在初次髋关节置换中的巨大成功,关节外科医生开始关注其在髋关节翻修中的应用(图 3-23)。由于 DAA 相对微创且术后人工关节的稳定性较好,因此在治疗髋关节各种原因

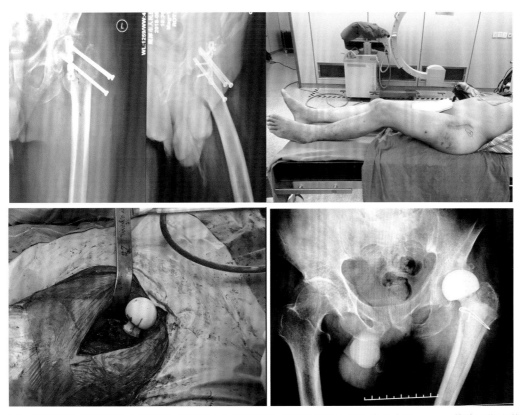

图 3-23　股骨颈骨折内固定术后感染,采用 DAA 清创取出内固定并植入抗生素骨水泥 spacer,等待二期翻修置换

翻修中的潜在价值也逐渐被重视，特别是在一些反复后路手术后的翻修中更具有价值。据文献报道，DAA 髋关节翻修手术已经取得了良好的临床疗效和影像学结果。Horsthemke 等报道了 15 例髋臼无菌性松动的 DAA 翻修结果，通过向近端髂嵴延伸 2～3 cm 并松解部分阔筋膜张肌的腱性止点即可获得充分的髋臼显露。经过平均 65 个月的随访，无一例发生脱位、异位骨化、感染及股外侧皮神经损伤。他们认为 DAA 对外展肌干扰最小是获得良好临床效果的关键所在。Nogler 等报道了 64 例髋臼无菌性松动伴有髋臼严重骨缺损的翻修，采用 DAA 进行同种异体植骨 cage 加强环，通过平均 27.6 个月的随访发现临床和影像学评价都取得了良好的结果。他们也是建议在阔筋膜张肌的髂骨附着处腱性部分松解 2 cm 左右即可获得良好的髋臼显露，为植骨及放置 cage 提供良好的手术视野。而且腱性部分的松解也有利于术后重新进行缝合修复固定。Thaler 等也报道了在感染性髋关节二期翻修中应用的临床效果，认为 DAA 非常适合进行髋关节一期或者二期翻修，且在他们医疗中心是髋关节翻修常规选择的入路。他们认为经过良好培训，DAA 不仅可以成为一种安全的髋关节翻修入路，而且可以加快翻修术后的康复速度。

虽然近些年越来越多的医生采用 DAA 进行全髋关节置换，也逐渐对使用该方法进行翻修手术产生了兴趣，但是直到最近，也很少有提供给外科医生来进一步学习通过 DAA 进行髋关节翻修手术的机会。原因在于：①初次 DAA 微创人工髋关节置换术已经被证实存在明显且陡峭的学习曲线，关于其在翻修手术中的临床效果报道相对较少，许多医生缺乏信心；②前方入路对于髋臼后壁、内壁以及后柱的显露和操作，特别是对髋臼骨缺损的处理可能会存在困难；③股骨侧显露在初次 DAA 中就存在困难，对于假体取出困难甚至需要延长截骨或附加内固定时，担心会对神经及血管产生危险。我们希望通过本章的介绍，使大家对 DAA 有进一步的认识，掌握其延伸的手术入路和技术，了解可能面临的并发症和风险，并能够在临床工作中尝试进行髋关节翻修手术。

1. 翻修准备· 无论初次还是翻修，我们不使用牵引床或者可伸缩手术台，普通手术床只要方便术中进行透视即可完成手术。术中透视对于髋关节翻修非常有必要，可以避免假体位置不良以及发现可能存在的一些并发症。由于现有的绝大多数翻修工具都是直的，建议使用偏心工具有助于操作便利，并对减少不必要的并发症有帮助，但这不是必须的。特别是阔筋膜张肌进行适当松解以后，常用的直形手术工具往往也可以完成手术操作。假体的准备根据术前的评估和计划制订翻修方案，其他的术前准备按常规进行。DAA 髋关节翻修无明显的禁忌证，几乎所有的髋关节翻修都可以通过该入路完成，只是在肌肉发达、体重指数过大（BMI>35）以及髋关节 off-set 较小的病例中操作相对困难。可以采用双下肢消毒包裹，以有利于术中进行术侧的充分内收，但作者的经验认为这也并非必须，可以通过适当外展健侧肢体以协助术中体位的改变。至少需要两名助手来完成手术，一名助手站于对侧，另一名助手协助拉钩并调整和维持下肢活动姿势。

2. 髋臼的显露和翻修· 仰卧位使得髋臼假体很容易被显露，通常在前内侧、后外侧和下方三把拉钩即可将髋臼显露完整。标准的翻修技术（骨水泥型、非骨水泥型、打压植骨、cage 以及金属模块）都可以安全地通过 DAA 进行操作。一般只需要对阔筋膜张肌进行适当的松解即可，当有需要时，可以部分松解髂骨侧面以抬高臀小肌及臀中肌止点，从而在髂骨上放置钢板、cage 以及金属垫块等。在严重的髋臼不连续、骨盆中断的情况下，或使用定制假体时，可能还需要松解缝匠肌和股直肌的髂前上棘、髂前下棘部分，一直向内侧剥离显露至耻骨粗隆和髋臼内壁。

3. 步骤· 将 DAA 切口的近端部分向髂前上棘延伸并逐渐根据显露需要沿髂嵴弧形延伸，远端则沿着阔筋膜张肌稍偏后侧纵向扩展（图 3-24）。在翻修手术中，阔筋膜张肌和缝匠肌、股直肌之间的肌间隙往往由于疤痕的关系变得不那么清晰，需要仔细地进行组织分离，避免损伤支配阔筋膜张肌的臀上神经分支。为了避免损伤内侧的股外侧皮神经，可以在阔筋膜张肌外侧 1/3 部分沿肌纤维方向纵向显露间隙，这样既可以避免损伤神经又可以

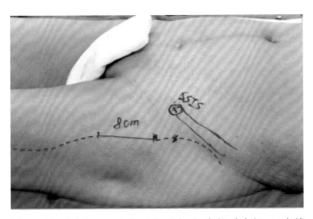

图 3-24　DAA 在髋关节翻修手术时，常规手术切口（实线部分）向近端及远端延伸（虚线部分）的示意图。近端的延伸可沿髂骨外侧走向，远端的延伸需要略偏后走行

最小程度损伤阔筋膜张肌。阔筋膜张肌是 DAA 中非常重要的解剖结构，它起自髂前上棘和髂骨外侧板，止于髂胫束，对于稳定髋膝关节和辅助髋关节外展具有一定的作用。显露前方关节囊和疤痕筋膜组织后，由于广泛粘连需要逐步彻底地切除这些组织，以避免此后的操作和视野受到干扰。脱位人工关节后，取出股骨头，根据股骨假体是否松动决定是否取出，此时取出已经松动的股骨假体也有利于髋臼的显露。前柱、后柱分别放置一把尖 Hohmann 拉钩进行显露，髋臼下方需要进一步松解残留的关节囊或疤痕组织后，放置一把 Muller 拉钩将股骨或连带的假体压向后方，此时髋臼便得到了充分的显露。在放置髋臼下方的拉钩时，此处常会有出血需要进行充分电凝止血。充分显露髋臼后，根据病情和术前规划以及术中判断，使用各种翻修手术工具取出髋臼假体或仅更换内衬。与其他入路翻修一样，在取出假体过程中，尽量多地保留髋臼骨量。标准的取出初始髋臼和内衬的方法都可以采用，比如在聚乙烯内衬中拧入螺钉，用旋转刀片将髋臼杯与髋臼骨质分离等。但是在 DAA 手术中，旋转刀片往往难以进入髋臼的下方边缘，即使如此接近 270° 的分离已足够使得髋臼杯从骨质上移除。若此处有明显骨长入造成髋臼杯取出困难，则需要使用薄骨刀片进行分离，否则使用暴力移除臼杯会造成下方大量骨缺损而难以重建。

由于翻修需要为进一步加大髋臼的显露，或利用异体骨植骨、金属垫块以及 cage 或定制髋臼 3D

打印个体化假体的放置，需要进一步显露前后柱或内壁的可能。髋臼后侧的扩大显露可将阔筋膜张肌靠近髂前上棘止点处的前 1/3 腱性部分进行松解，然后沿髂骨外侧骨板进行骨膜下剥离，即可为各种骨量重建操作提供充足的空间。有时候需要累及部分臀中肌，但是阔筋膜张肌和臀中肌过度的剥离是不需要的，已有的显露足够进行放置加强环、打入髂骨螺钉等操作。髋臼前柱的进一步显露则需要更多的软组织剥离和松解。从髂前上棘将缝匠肌和腹股沟韧带松解，并沿骨膜下逐渐向髂骨内侧剥离。若显露仍不够，则可以从髂前下棘处剥离股直肌止点，以完全显露髋臼前柱和内壁，方便使用各种加强臼杯和假体。同时可以沿着骨膜下剥离进一步显露耻骨和坐骨，但需要小心放置 Hohmann 拉钩确保其与骨直接接触，避免损伤坐骨神经等重要结构。通过这些显露和操作，可以处理髋臼侧的任何骨缺损和重建问题，也便于放置前后柱的钢板等内固定。Randle 等的报道认为，前方入路髋臼翻修不存在显露困难，术后人工关节稳定性好并且疼痛也是相对较轻的（图 3-25）。

4. 股骨侧显露和翻修·从初次置换中我们发现，股骨近端的抬升和显露是 DAA 的一个难点，但这在股骨翻修手术中反而可能不是一个困难，因为远端和近端切口有更大的延伸和显露，只要疤痕组织切除、松解到位，股骨近端显露可能在股骨翻修中反而不是最困难的。远端手术床可控的下降或者髋关节下方垫高都是可以帮助股骨近端的显露。与初次置换类似，内收、外旋和后伸髋关节有利于显露股骨近端，但由于前次手术造成的粘连和疤痕，可能需要更多的后外侧松解，有时甚至需要部分松解外旋肌群或梨状肌肌腱。翻修术中的股骨大转子往往因为骨溶解等原因变得更为脆弱，需要保护好，尽量避免发生骨折。

阔筋膜张肌的松解也有利于股骨近端的显露和操作，如前所述，松解往往是在髂前上棘下方 1cm 左右处进行，此处往往有一可以辨认的腱性止点。但要避免完全松解，否则很难修复。股骨假体的取出技术仍然与其他入路相同，通过磨钻或各种薄的骨刀片等工具。但有时假体取出困难需要进行延长的转子截骨，以及远端股骨发生骨折需要进

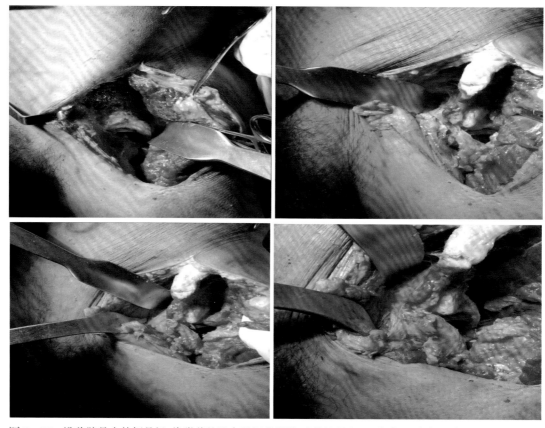

图 3 - 25　沿着髂骨内外侧骨板,将附着的肌肉组织从骨膜下进行剥离,以完全显露髋臼前壁、前柱、内壁以及后壁,在必要的情况下进行植骨或重建。最后需要将剥离的肌肉组织穿髂骨缝合固定

一步固定时,就需要延长远端的切口。其实这种情况在 4 度髋关节脱位需要转子下截骨时同样存在,只是翻修时需要延长得更多。远端皮肤切口的延长需要更偏后一些,切开皮肤后沿着阔筋膜张肌和髂胫束前缘进行切开,显露股外侧肌辨认其后缘。将股外侧肌从股骨后方逐渐剥离牵向内侧,髂胫束和阔筋膜张肌牵向后外侧,股骨远端的操作就在股外侧肌外后方进行。根据手术需要显露股骨干的长短,此软组织间隙可以一直向远端安全地延伸,不会损伤内侧股神经及其分支。需要注意的是在剥离股外侧肌时常可遇到外侧穿支血管,需要进行充分电凝以避免出血(图 3 - 26)。

充分显露股骨近端和远端骨干部分后,就可以进行各种翻修需要的操作,比如延长的转子截骨。在截骨时保留臀中肌、大转子、股外侧肌和股骨干骺端部分骨块的完整性,对于愈合和维持正常髋关节外展肌力非常重要。骨干部分的显露对于这种延长截骨、取出假体以及补充内固定已经足够。Nogler 等报道了一种更微创的股骨前壁开窗截骨

术,通过充分牵开股外侧肌至内侧并显露股骨干前方,用骨凿和摆锯直接打开前方股骨髓腔至需要取出的假体,最后再将这个与肌肉组织相连的骨块重新用钢缆或钢丝捆扎固定。但这种方法存在周围骨质应力骨折、骨块碎裂以及固定困难的风险。

通过上述步骤充分显露了股骨近端和远端部分,中间以被牵向内侧的股外侧肌分隔。近端的松解和操作与初次置换一样,而远端的操作均在股外侧肌的后外侧部位进行。通过常规的截骨技术、捆扎固定等技术进行股骨侧的假体翻修,同时如果术中发生大转子骨折或假体周围骨折,也可以通过这个延长切口进行复位和内固定。

利用 DAA 进行髋关节翻修也存在一些并发症,但这些并发症也是初次置换经常遇到的,或者是其他入路髋关节翻修可能会发生的,并非由于入路选择所导致。常见的并发症比如股外侧皮神经损伤在初次和翻修手术中都可能发生,但据文献报道翻修术中发生的概率略高,尤其是首次手术也采用 DAA 的情况下,可能是因为解剖结构层次的不

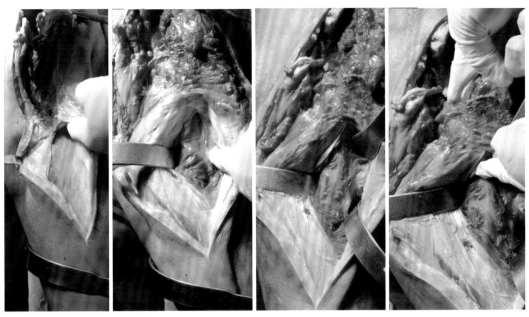

图3-26　股骨远端的延伸切口需要略偏后，切开髂胫束并将股外侧肌牵向前方，从该肌肉的后方显露剥离股骨上段骨干，并进行操作。需要注意的是，在向远端切开剥离过程中，始终保持臀中肌-大转子-股外侧肌的软组织袖套完整，以最大限度地保存髋关节功能

清晰造成的。其他如伤口愈合不良、伤口感染等也可能发生，特别是局部皮肤情况由于首次手术或者其他原因造成的营养不良，以及全身状况等都会引起切口相关并发症。

　　通过精心的术前计划，准备相应的手术工具以及默契配合的手术团队，DAA髋关节翻修术可以获得良好的结果，对于翻修术后减轻疼痛、增加人工关节稳定性和加快康复速度非常有帮助。可以通过延长近端和远端的切口来增加髋臼和股骨的显露范围，为处理骨缺损、更换假体提供手术视野。

需要注意的是，在扩展股骨远端显露时，不建议分离股直肌和股外侧肌前方结合处，因为这会破坏股外侧肌的神经支配。股外侧肌后侧入路应通过分离髂胫束并将股外侧肌从股骨后方分离来进行操作。此外，如果需要在坐骨的背侧放置钢板，那么DAA并非合适的选择。外科医生应该根据自己熟悉的手术入路和病例的具体情况选择有把握的髋关节翻修入路和技术。但不可否认的是DAA具有疼痛轻、翻修关节稳定、下肢长短判断准确的优点，是值得尝试的一种手术方式。

参 考 文 献

[1] Nogler M, Krismer M, Hozack WJ, et al. A double offset broach handle for preparation of the femoral cavity in minimally invasive direct anterior total hip arthroplasty [J]. J Arthroplasty, 2006,21(8):1206-1208.

[2] Marc Dominique Horsthemke, Christoph Koenig, Georg Gosheger, et al. The minimalinvasive direct anterior approach in aseptic cup revision hip arthroplasty: a mid-term follow-up [J]. Archives of Orthopaedic and Trauma Surgery, 2019, 139:121-126.

[3] B ender B, Nogler M, Hozack WJ. Direct anterior approach for total hip arthroplasty [J]. Orthop Clin North Am, 2009, 40(3):321-328.

[4] Mall NA, Nunley RM, Smith KE, et al. The fate of grafting acetabular defects during revision total hip arthroplasty [J]. Clin Orthop Relat Res, 2010,468(12):3286-3294.

[5] James CR, Peterson BE, Crim JR, et al. The Use of Fluoroscopy During Direct Anterior Hip Arthroplasty: Powerful or Misleading? [J]. J Arthroplasty, 2018,33(6): 1775-1779.

[6] Martin Thaler, Dietmar Dammerer, Hermann Leitner, et al. Mid-term Follow-up of the Direct Anterior Approach in Acetabular Revision Hip Arthroplasty Using a Reconstruction Cage With Impaction Grafting [J]. J Arthroplasty, 2020, 35(5):1339-1343.

[7] Mast N H, Laude F. Revision total hip arrhroplasty performed through the Hueter interval [J]. J Bone Joint Surg

Am，2011，93：143 - 148.

［8］ Jesus M. Villa，Tejbir S. Pannu，Carlos A. Higuera，et al. Hospital Adverse Events and Perioperative Outcomes in Bilateral Direct Anterior Approach Total Hip Arthroplasty ［J］. The Journal of Arthroplasty，2020，35：762 - 766.

［9］ Sporer S M. How to do a revision total hip arthroplasty：revision of the acetabulum ［J］. J Bone joint Surg Am，2011，93（14）：1359 - 1366.

［10］ Randle Ramsey，Randall Peyton，Ahmed Siddiqi，et al. Triflange acetabular reconstruction for pelvic discontinuity through a direct anterior approach ［J］. Arthroplasty Today，2019，5：407 - 412.

［11］ Nogler M，Mayr E，Krismer M. The direct anterior approach to the hip revision ［J］. Oper Orthop Traumatol，2012，24（2）：153 - 164.

［12］ Manrique J，Chen AF，Heller S，et al. Direct anterior approach for revision total hip arthroplasty ［J］. Annals Transl Med，2014，2（10）：100.

［13］ Oinuma K，Tamaki T，Miura Y，et al. Total hip arthroplasty with subtrochanteric shortening osteotomy for Crowe grade 4 dysplasia using the direct anterior approach ［J］. J Arthroplasty，2014，29（3）：626 - 629.

［14］ Viamont-Guerra MR，Chen AF，Stirling P，et al. The Direct Anterior Approach for Total Hip Arthroplasty for Severe Dysplasia（Crowe III and IV）Provides Satisfactory Medium to Long-Term Outcomes ［J］. J Arthroplasty，2020，35（6）：1642 - 1650.

［15］ Lanting BA，Odum SM，Cope RP，et al. Incidence of Perioperative Events in Single Setting Bilateral Direct Anterior Approach Total Hip Arthroplasty ［J］. The Journal of Arthroplasty，2015，30：465 - 467.

［16］ Goodman GP，Goyal N，Parks NL，et al. Intraoperative fluoroscopy with a direct anterior approach reduces variation in acetabular cup abduction angle ［J］. Hip Int，2017，27（6）：573 - 577.

［17］ Bingham JS，Spangehl MJ，Hines JT，et al. Does Intraoperative Fluoroscopy Improve Limb-Length Discrepancy and Acetabular Component Positioning During Direct Anterior Total Hip Arthroplasty? ［J］. J Arthroplasty，2018，33（9）：2927 - 2931.

［18］ Martin Thaler，Ricarda Lechner，Dietmar Dammerer，et al. The direct anterior approach：treating periprosthetic joint infection of the hip using two-stage revision arthroplasty ［J］. Archives of Orthopaedic and Trauma Surgery，2020，140：255 - 262.

［19］ Phonthakorn Panichkul，Suthorn Bavonratanavech，Alisara Arirachakaran，et al. Comparative outcomes between collared versus collarless and short versus long stem of direct anterior approach total hip arthroplasty：a systematic review and indirect meta-analysis ［J］. European Journal of Orthopaedic Surgery & Traumatology，2019，29：1693 - 1704.

［20］ Joseph S. Gondusky，Jeong H. Lee. The anterior approach for conversion hip arthroplasty ［J］. Arthroplasty Today，2019，5：477 - 481.

［21］ B. Barvelink，J. T. Hooghof，R. B. G. Brokelman. Direct Anterior Approach for One-Stage Bilateral Total Hip Arthroplasty in an ASA 3 Wheelchair-Dependent Woman ［J］. Case Rep Orthop，2019，13：5183578.

［22］ Jorge Manrique，Antonia F. Chen，Snir Heller，et al. Direct anterior approach for revision total hip arthroplasty ［J］. Ann Transl Med，2014，2（10）：100.

［23］ Michael M. Nogler，Martin R. Thaler. The Direct Anterior Approach for Hip Revision：Accessing the Entire Femoral Diaphysis Without Endangering the Nerve Supply ［J］. The Journal of Arthroplasty，2017，32：510 - 514.

［24］ Ben Molenaers，Ronald Driesen，Guy Molenaers，et al. The Direct Anterior Approach for Complex Primary Total Hip Arthroplasty：The Extensile Acetabular Approach on a Regular Operating Room Table ［J］. The Journal of Arthroplasty，2017，32：1553 - 1559.

［25］ Erin Honcharuk，Stephen Kayiaros，Lee E. Rubin. The direct anterior approach for acetabular augmentation in primary total hip arthroplasty ［J］. Arthroplasty Today，2018，4：33 - 39.

［26］ Tatsuya tamaki，Kazuhiro Oinuma，Yoko Miura，et al. Total hip arthroplasty through a direct anterior approach for fused hips ［J］. Hip Int，2015，25（6）：549 - 552.

［27］ Shaoqi Tian，Karan Goswami，Jorge Manrique，et al. Direct Anterior Approach Total Hip Arthroplasty Using a Morphometrically Optimized Femoral Stem，a Conventional Operating Table，Without Fluoroscopy ［J］. The Journal of Arthroplasty，2019，34：327 - 332.

［28］ Kenya Watanabe，Katsuhiro Mitsui，Yu Usuda，et al. An increase in the risk of excessive femoral anteversion for relatively younger age and types of femoral morphology in total hip arthroplasty with direct anterior approach ［J］. Journal of Orthopaedic Surgery，2019，27（2）：1 - 6.

第四章

比基尼（Bikini）切口直接前方入路髋关节置换术

随着微创髋关节置换手术的发展,人们对于手术效果、安全性和美观性也有了更高的要求,Bikini切口DAA微创人工髋关节置换术应运而生。由于常规的DAA手术切口为位于大腿近端外侧的纵向切口,而该切口不符合此处皮肤的正常张力方向(图4-1),因此术后伤口愈合相关的并发症接近1%~2%。Bikini切口,即沿着腹股沟皱褶的皮肤斜行切口,不仅伤口张力大大降低,术后的美观性也得到了极大改善,受到广大患者尤其是女性患者的青睐(图4-2)。

所有常规DAA手术的适应证都可以采用Bikini切口,没有限制,在肥胖患者中对于伤口愈合比常规纵切口更具优势,但手术需要有一定的纵向DAA手术入路经验积累。而对于髋臼侧或股骨侧病变较严重估计需要术中延长切口处理的情况下,不适合采用该切口,仍然建议常规纵向DAA手术切口。

术前屈曲髋关节确认腹股沟皮肤皱褶,做好切口标记(图4-3)。体位、消毒和铺巾仍与常规DAA手术一致(图4-4)。贴附手术薄膜时需要注意避免过度牵拉局部皮肤造成切口皮肤移位。以髂前上棘为体表骨性标记,为避免损伤股外侧皮神经,切口宜沿腹股沟稍偏外侧做一约8cm的切口(图4-5和图4-6)。钝性分离皮下组织后,充分利用此处软组织活动性大的优势,在移动软组织窗内辨认显露阔筋膜张肌的筋膜。与常规DAA一样,纵向切开阔筋膜张肌的筋膜后,将肌肉组织拉向外侧。在这些操作中,需要充分利用软组织窗(图4-7和图4-8),并注意在向内侧适当延伸切口时不要伤及股外侧皮神经。

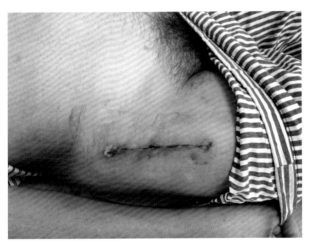

图4-1　常规DAA纵向切口。该术式皮肤愈合相关问题相对于其他并发症而言也比较常见,约占1%~2%,包括愈合不良、感染以及皮肤挫裂伤。而Bikini切口DAA的切口相关并发症据报道相对较少

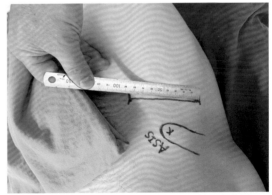

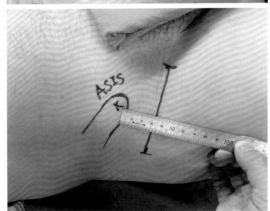

图4-3　切口距离髂前上棘以远约3cm,沿腹股沟皮纹走向,长度约8cm

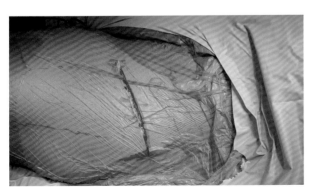

图4-2　顺腹股沟皮纹走行的Bikini切口。该术式除了可以获得常规DAA的优势以外,还可以改善伤口愈合、增加美观度。但是对于复杂病例的髋关节置换,预估术中需要延长切口的,则不宜采用此切口

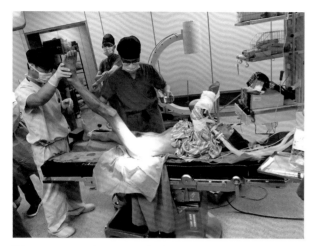

图 4-4　Bikini 切口 DAA 与常规纵切口 DAA 的手术体位准备、消毒铺巾步骤等完全相同

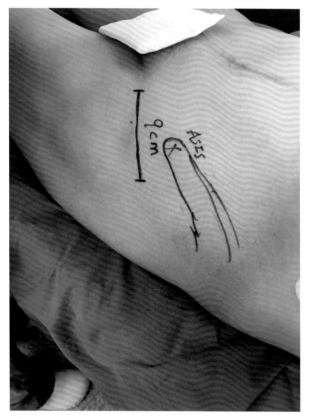

图 4-5　Bikini 切口一般位于髂前下棘下方的腹股沟区域，但有时为了避免或减少对股外侧皮神经损伤的风险，可以将切口略外移

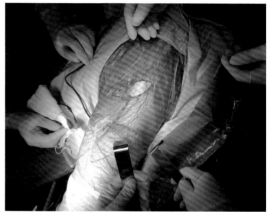

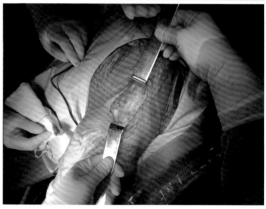

图 4-6　切口尽量偏腹股沟外侧部分，以减轻股外侧皮神经损伤，若选择偏内侧切口，则需要仔细分离保护该神经。纵向牵开皮肤及皮下组织充分利用软组织窗进行显露

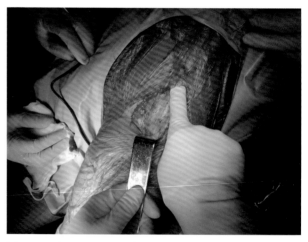

图 4-7　与纵向切口不同，Bikini 切口为了良好地显露阔筋膜张肌，往往需要在皮下进行充分钝性游离，才能获得更大的操作空间

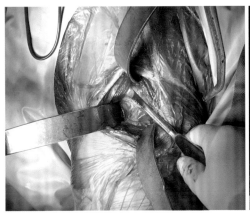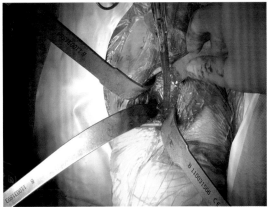

图 4-8　Bikini 切口可以相对更方便地插入髋臼前壁拉钩,同时对于股直肌返折头的松解也变得相对容易些

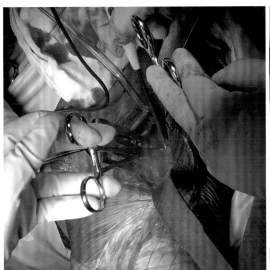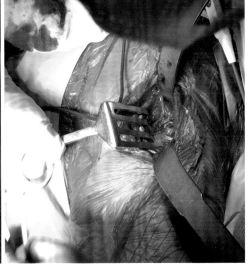

图 4-9　与常规 DAA 一样,当皮肤、筋膜充分牵开后显露阔筋膜张肌与股直肌间隙后,显露并电凝旋股外侧血管的分支

同样,分开肌肉间隙后需要仔细寻找并处理旋股外侧血管的分支,避免术中出血或血管回缩后造成术后出血、血肿(图 4-9 和图 4-10)。股骨颈截骨可以选择脱位关节后截骨,也可以选择关节原位截骨;可以一道截骨也可以两道截骨,根据病情和解剖特点决定(图 4-11 和图 4-12)。此后的手术步骤与常规 DAA 纵切口一样,髋臼的准备和股骨侧的显露都不会遇到太大的困难(图 4-13、图 4-14 和图 4-15)。手术结束后,需要仔细检查确认有无出血并进行仔细止血。阔筋膜张肌筋膜和皮肤都建议采用连续缝合,皮肤宜采用连续皮内缝合,关节囊是否保留也根据疾病特点和医生习惯(图 4-16)。大多数情况下,不需要放置引流管,以

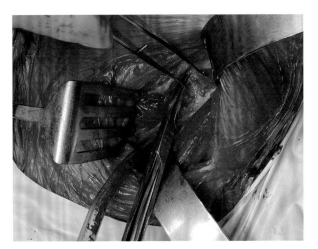

图 4-10　Bikini 切口进入阔筋膜张肌和股直肌间隙后,利用软组织张力,深部形成同样的纵向手术间隙,仔细寻找并处理旋股外侧血管分支

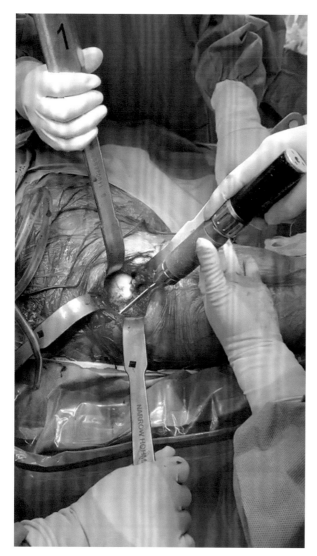

图 4 - 11　股骨颈截骨可以选择关节原位截骨或行髋关节脱位后截骨

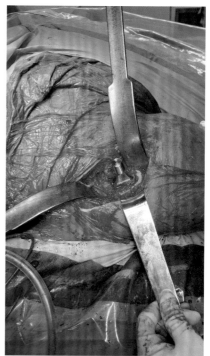

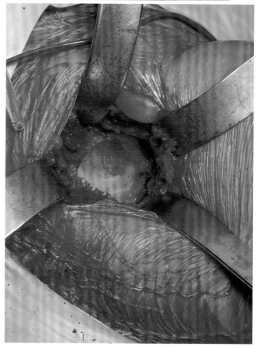

图 4 - 13　Bikini 切口对于髋臼和股骨近端的显露和操作没有任何影响

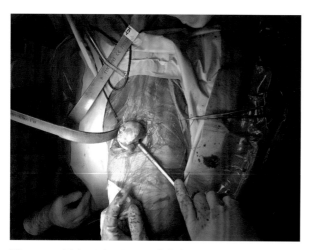

图 4 - 12　图中显示 Bikini 入路皮肤切口略大于取出股骨头的直径

利于尽早术后下地活动和康复(图 4 - 17)。建议手术结束即刻常规透视(图 4 - 18)。伤口无菌敷料可在术后第三天更换一次,直至伤口完全愈合。如未发生特殊情况,术后当天即可进行主动不负重功能练习,髋关节外旋动作除外。术后第二天到第四周扶拐或助步器部分负重行走。

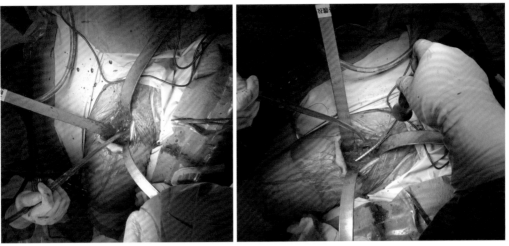

图 4-14　髋臼侧和股骨侧的显露及操作,都与常规纵向 DAA 操作一致。无论髋臼侧还是股骨侧均可以顺利完成

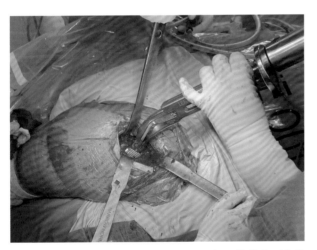

图 4-15　与常规切口 DAA 相比,Bikini 切口的特点还非常有利于大转子拉钩的放置和股骨髓腔的磨锉,而且可以减少切口近端的皮肤挫裂伤

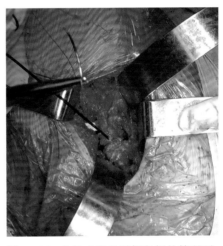

图 4-16　在技术和显露都良好的情况下,建议保留前方关节囊并进行缝合修复,以增强稳定性

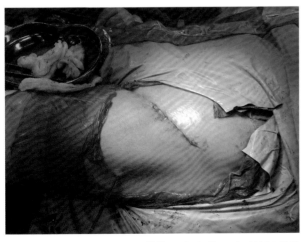

图 4-17　术后可以根据具体情况决定是否需要放置引流管,一般情况下 DAA 微创人工髋关节置换术不需要放置引流管

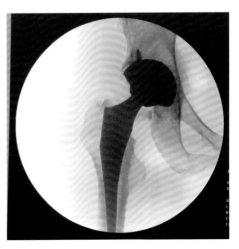

图 4-18　术中及术后透视。无论是 Bikini 切口还是常规纵向切口的 DAA 手术中始终是推荐使用的

Bikini 切口是在微创 DAA 切口基础上进行改进，更适合相对年轻女性或者对皮肤美观要求较高的患者（图 4-19）。它具有切口隐蔽，皮肤和伤口并发症少，手术操作与常规 DAA 基本一致等优点。腹股沟部位的皮肤和皮下组织天然软组织张力低，活动性好，手术中可以充分牵拉形成一个移动的软组织视野窗口，非常方便手术的显露和假体植入。Manrique 等报道在肥胖人群中，Bikini 切口比常规纵向切口 DAA 微创人工髋关节置换术的术后伤口并发症更少，且患者对伤口的美观程度和满意度明显提高，同时其他手术相关并发症、康复速度与常规切口无差异。但研究同时强调，需要有一定纵切口 DAA 手术经验的积累才建议开展 Bikini 切口 DAA 手术，否则可能存在显露困难或增加并发症的风险。

与常规 DAA 相比，Bikini 切口最担心的并发症是股外侧皮神经损伤，因为 Bikini 切口可能将该神经置于更危险的处境。但 M. Leunig 等通过对 964 例 DAA 微创人工髋关节置换术进行对比研究发现，398 例 Bikini 切口入路的股外侧皮神经损伤比例为 8%，而对照组常规纵切口 DAA 的发生率为 15.7%。股外侧皮神经是一支纯感觉神经，据解剖研究，尽管它在腹股沟及以远部位存在走行和分

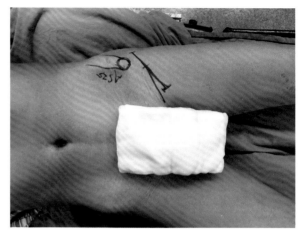

图 4-20　若 Bikini 入路切口太过于偏向内侧，则有可能损伤股外侧皮神经，需要术中仔细分离并保护

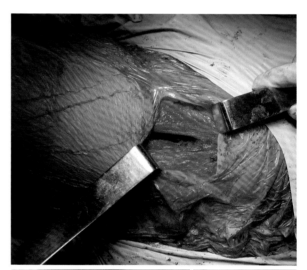

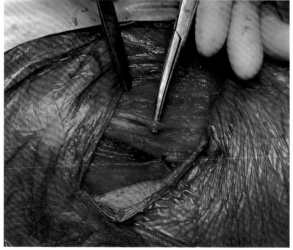

图 4-21　在切开和闭合时，都时刻要注意内侧皮下的股外侧皮神经，常常走行于切开的阔筋膜张肌筋膜表面

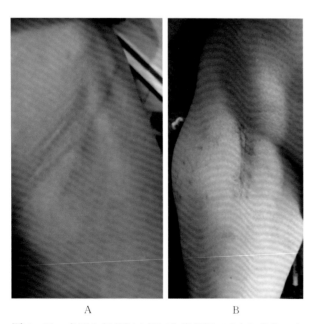

A	B

图 4-19　术后 1 年 Bikini 切口和常规切口 DAA 的伤口愈合情况对比。A. Bikini 切口术后皮肤疤痕愈合情况。B. 常规切口的皮肤疤痕愈合情况

布变异,但绝大部分的神经主干走行于髂前上棘的内侧2.5~3cm处,因此做 Bikini 切口时,在腹股沟区域略偏外是相对安全的(图4-20)。Leunig 等建议切口沿髂前上棘向外侧,并在切口的内侧端做一缝线标记,以免术中操作时越过该部位造成神经损伤危险。尽管股外侧皮神经是一支感觉神经,不完全损伤可以在术后6个月到2年逐渐恢复,完全损伤也不会造成关节功能的障碍,但是对患者的生活质量存在一定的影响,术中应尽量保护(图4-21)。

参考文献

[1] Jorge Manrique, Taylor Paskey, Majd Tarabichi, et al. Total Hip Arthroplasty Through the Direct Anterior Approach Using a Bikini Incision Can Be Safely Performed in Obese Patients [J]. The Journal of Arthroplasty, 2019, 34: 1723-1730.

[2] M. Leunig, J. E. Hutmacher, B. F. Ricciardi, et al. Skin crease 'bikini' incision for the direct anterior approach in total hip arthroplasty [J]. Bone Joint J, 2018, 100-B: 853-861.

[3] Kennon R, Keggi J, Zatorski LE, et al. Anterior approach for total hip arthroplasty: beyond the minimally invasive technique [J]. J Bone joint Surg Am, 2004, 86-A(Suppl 2): 91-97.

[4] Leunig M., Faas M., Von Knoch F., et al. Skin crease 'bikini' incision for anterior approach total hip arthroplasty: Surgical technique and preliminary resultship [J]. Clinical Orthopaedics and Related Research, 2013, 7: 2245-2252.

[5] Graves SC, Dropkin BM, Keeney BJ, et al. Does Surgical Approach Affect Patient-reported Function After Primary THA? [J]. Clin Orthop Relat Res, 2016, 474(4): 971-981.

[6] Masonis J, Thompson C, Odum S. Safe and accurate: learning the direct anterior total hip arthroplasty [J]. Orthopedics, 2008, 31(12 Suppl 2): pii. orthosupersite. com/view. asp? rID=37187.

[7] Post ZD, Orozco F, Diaz-Ledezma C, et al. Direct anterior approach for total hip arthroplasty: indications, technique, and results [J]. J Am Acad Orthop Surg, 2014, 22(9): 595-603.

[8] Hallert, Li Y, Brismar H, et al. The direct anterior approach: initial experience of a minimally invasive technique for total hip arthroplasty [J]. J Orthop Surg Res, 2012, 7: 17.

[9] Tsukada S, Wakui M. Lower Dislocation Rate Following Total Hip Arthroplasty via Direct Anterior Approach than via Posterior Approach: Five-Year-Average Follow-Up Results [J]. Open Orthop J, 2015, (15)9: 157-162.

[10] Goyria RN, Jones LC, Hungerfrd MW. Learning curve for the anterior approach total hip arthroplasty [J]. J Surg Orthop Adv, 2012, 21(2): 78-83.

[11] Taunton MJ, Mason JB, Odum SM, et al. Direct anterior total hip arthroplasty yields more rapid voluntary cessation of all walking aids: a prospective, randomized clinical trial [J]. J Arthroplasty, 2014, 29(9 Suppl): 169-172.

第五章

直接前方入路髋关节置换术的
并发症及处理

相比 DAA 微创人工髋关节置换术的手术技术,讨论和研究该手术入路相关的并发症,对于提高手术安全性和患者满意度更有意义。尽管 DAA 相对微创、人工关节相对稳定,但术后伤口愈合不良问题以及仍旧存在的脱位常常是需要再次医疗干预的原因。根据 Eric 等的报道,术后 1~3 个月再入院的原因主要为伤口愈合不良、脱位和深部感染,发生率为 1%~2%,且 60 岁以上和肥胖是相对危险因素。其他的研究结果虽略有差异,但基本接近 2% 左右的并发症发生率,需要引起大家的重视。通过研究 DAA 常见的并发症,分析术后 1~3 个月再入院和再手术的原因,对于预判风险因素、提高手术疗效非常重要。常见并发症大多数都是医源性的,包括术中骨折、神经血管损伤、伤口血肿及愈合不良、伤口感染以及人工关节脱位等等。充分认识 DAA 潜在的并发症,掌握各种并发症的预防和处理措施,对于缩短学习曲线,提高临床疗效具有重要意义。

第一节 · 神经和血管损伤

神经损伤是所有髋关节置换都会遇到的问题,据文献报道为 0~4% 的总体发生率,翻修手术的发生率高于初次置换。这其中后外侧入路的坐骨神经麻痹和 DAA 股外侧皮神经损伤在最近的文献报道中最多。血管损伤在髋关节置换术中相对比较少见,往往与手术技术有关。下面就 DAA 可能遇到的神经损伤和血管问题展开进一步讨论。

1. 股外侧皮神经损伤 · 前面章节中多次提到,由于 DAA 手术切口位于大腿近端外侧区域,在切口显露和缝合过程中,股外侧皮神经(LFCN)存在损伤的危险,会造成局部皮肤麻木、烧灼感或者产生痛性神经瘤(图 5-1)。所有有关 DAA 切口的解剖和临床研究几乎都会提到此神经的损伤问题,但报道的发生率差异太大,从 3% 至 80%。尽管 LFCN 损伤并不影响髋关节的功能,但是部分患者可能会残留 6~8 年的感觉异常。从解剖上看,LFCN 起自腰 2、3 神经根,在髂前上棘内侧约 3cm 左右自腹股沟韧带下方穿出,走行于缝匠肌筋膜下和阔筋膜张肌表面(图 5-2)。但其在穿出腹股沟韧带后的分支,存在太大的变异,因此甚至有学者认为在某些该神经特殊分布的类型中,DAA 手术对 LFCN 的损伤几乎是不可避免的,这可能也是许多文献报道中 15%~81% 损伤概率的重要佐证。Zurich 大学的解剖研究发现,LFCN 穿出腹股沟韧带后有大致三种分支分布方式:缝匠肌型、后主干型和多分支型,分别约占比例为 36%、32% 和

32%。第一种分布方式的情况下,LFCN 神经主干沿着缝匠肌和阔筋膜张肌的交界处或阔筋膜张肌内侧面走行,只要手术切口正确地沿着阔筋膜张肌的外侧纵向进行,一般不会伤及该神经主干部分,术后也不容易出现 LFCN 损伤的症状。第二种分布方式的情况下,神经主干在穿过腹股沟韧带后朝臀部方向走行,正常的 DAA 切口也不容易伤及其主干部分。而多分支型的分布方式比较特别,这种情况 LFCN 没有明显的主干,许多神经分支广泛分布于阔筋膜张肌表层,且正好位于切口下方。Masahiko 等对 45 具尸体的 64 个髋关节标本股外侧皮神经及其分支进行解剖研究也发现,约 37% 为前方型,即主干神经走行于阔筋膜张肌内侧缘前

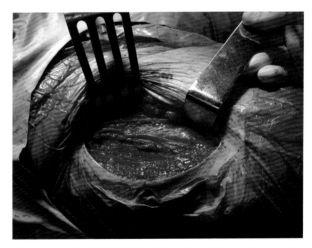

图 5-1 术中照片显示缝合阔筋膜张肌上覆盖的筋膜及位于切口内侧的股外侧皮神经.缝合时也要避免损伤

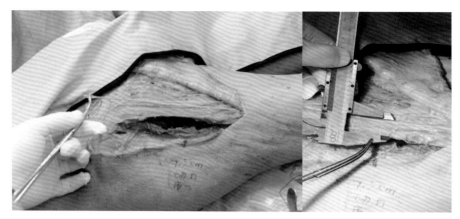

图 5-2 解剖图像展示了股外侧皮神经与切口的距离关系;常见股外侧皮神经的主干和分支分布位于切口内侧,距离阔筋膜的切开部位约 1.5 cm 左右,避免伤及过多内侧组织可以最大限度地减少神经损伤的风险

方;63% 为后方型,即后侧分支比前侧分支更粗壮。但有约 42% 的标本中神经分支广泛穿行于 DAA 手术切口,因此据他的研究推断,前方入路髋关节置换术中,股外侧皮神经不同程度的损伤应该大于 40%。这与 Zurich 大学的解剖研究结果基本吻合。

有学者提出术前可以通过超声来预判股外侧皮神经在手术部位的分布情况,以便于术中警惕对它造成损伤,但利用超声术前检查 LFCN 的分布情况存在技术困难。幸好大多数 LFCN 损伤在术后平均 12~26 个月均会得到不同程度的改善,也不影响髋关节功能的恢复。LFCN 的损伤往往发生在切开和缝合两个过程中,为了减少潜在的损伤,建议将手术切口尽量偏外侧,一般位于阔筋膜张肌肌腹部位;同时在缝合切口时避免内侧组织缝合过多。临床上最常见的失误是在做手术切口时,过于偏向内侧,这不仅会进入错误的肌肉间隙,还会大大增加损伤 LFCN 的风险。

2. 股神经损伤· DAA 微创人工髋关节置换术最常见的神经损伤是股外侧皮神经,但是股神经麻痹或者损伤也是存在的,据文献报道其发生率约为 0.1%~0.4%。一项针对 4 种常见手术入路 17 350 例髋关节置换的统计分析发现,DAA 和前外侧入路更容易发生股神经麻痹,发生率是其他手术入路的 14.8 倍。尽管手术切口或软组织分离的时候,几乎不会直接损伤股神经,但在放置髋臼前壁拉钩的时候,可能会因为误入髂腰肌导致损伤或过度牵拉造成麻痹(图 5-3)。有研究通过监测术

前、术中、术后股神经的电位振幅发现,在髋臼前壁拉钩放置即刻,股神经的电位振幅随即下降 50% 左右,而在假体复位后又可以恢复到正常的 77%。这充分说明了术中拉钩对于股神经的直接压迫。大多数股神经压迫造成的麻痹都可以在 6~13 个月逐渐恢复,特别是运动神经功能恢复较好,只有少数残留感觉异常。Yoshino 等对 44 具尸体的 84 个髋关节标本进行解剖研究,以髋臼中心为圆点,以髂前上棘为 0° 开始顺时针(右侧为例)画一弧形面,测量髋臼边缘到股神经的距离。他们得出的结果发现,在不同角度髋臼边缘距离股神经的距离为 16.6~33.2 mm,且以 90° 位点的距离最近为 16.6 mm。因此,为了最大限度减少对股神经的损伤可能,尽量避开在此位置放置髋臼拉钩,可以选择 0°~60° 之间区域以及 120° 位点附近相对比较安

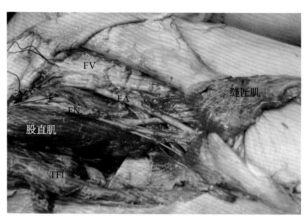

图 5-3 切口解剖显示周围重要的结构。FN. 股神经,FA. 股动脉,FV. 股静脉,TFL. 阔筋膜张肌

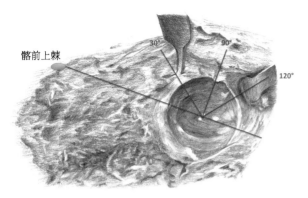

髂前上棘

图5-4　图示髋臼拉钩位置(右髋为例)。以髂前上棘作为0°,髋臼前壁及内侧拉钩放置的不同位置角度,会造成内侧股神经和血管的损伤风险差异。建议髋臼前壁拉钩在0°～60°之间的位置,内壁拉钩位于120°附近

全。同时,该研究还发现髂腰肌厚度、股骨长度与距离成正相关,在特别消瘦的老年人或股骨太短的患者中,距离可能还会进一步减少,应引起注意(图5-4)。Trevor等也通过尸体标本解剖发现,髋臼前方拉钩的尖部均位于股神经内侧,且平均距离股动脉和股静脉的距离为5.9 mm和12.6 mm,放置拉钩不注意极易造成血管损伤,特别是放置拉钩时不能穿透髂腰肌。

　　手术时因为股骨侧的显露需要进行下肢内收、过伸特别是外旋,还有纵向牵引等操作,这些动作可能导致股神经牵拉损伤或造成缺血,从而引起股神经麻痹。此外,由于髋关节解剖结构病变比较复杂或者大量骨赘增生的缘故,造成手术器械以及拉钩摆放困难,多次反复尝试等原因,也可能对股神经造成一些损伤。但总体来讲,股神经的这种牵拉或挤压、缺血等造成的损伤和麻痹,大多可以自行恢复。一项440例髋关节置换的研究发现,10例产生了术后股神经运动麻痹,但是在1年内都自行完全恢复。Hoshino和Patton等的报道也基本一致,大约1年左右均可自行恢复。但也有文献发现,股神经所支配的感觉功能没有完全恢复。因此,DAA手术中进行肢体操作以及对于髋臼前壁拉钩的放置,应特别仔细辨别间隙和放置拉钩的位置,术中牵拉也应该避免使用暴力。

　　3. 臀上神经、坐骨神经、阴部神经损伤

　　(1) 臀上神经损伤:相当长的一段时间以来,臀上神经的损伤并未引起临床医生足够的重视。

臀上神经是运动神经,由第四和第五腰椎腹侧分支和第一骶椎神经的后支产生,支配臀中肌、臀小肌和阔筋膜张肌。臀上神经阔筋膜张肌分支大约在该肌肉中点附近穿入并支配肌肉,因此在拉钩将它向外侧牵拉显露肌肉间隙时,可能造成牵拉损伤。Karl、Nogler等通过解剖研究发现,DAA具有潜在损伤臀上神经的风险。特别是该神经穿入阔筋膜张肌的入点距离需要电凝或结扎的旋股外侧血管近端的距离不超过1 cm,距离大转子顶点约3.9 cm。在进行股骨近端松解和髋臼侧操作时,需要尽量避免损伤。臀上神经损伤后,会造成不同程度支配肌肉组织的萎缩,尤其多见的是阔筋膜张肌萎缩,造成大腿近端外侧凹陷,影响外观。

　　(2) 坐骨神经损伤:由于从前方入路,不干扰髋关节后侧软组织,因此不太容易造成坐骨神经损伤,文献中仅有过病例报道是由于血肿压迫造成坐骨神经麻痹。当然有些情况下对髋关节后方的坐骨神经也是存在小概率损伤的风险。放置髋臼后壁拉钩时,如果插入过深就有可能碰到坐骨神经。263例髋关节磁共振扫描研究发现,髋臼后壁边缘平均距离坐骨神经约2 cm,在女性和体格较小的人群中这个距离可能更短。同样,在手术中由于体位显露或者关节复位动作,过度牵拉或扭转肢体也会造成坐骨神经处于牵拉或缺血损伤。此外,术后肢体显著的延长,尤其是在高度脱位的髋关节发育不良的置换中,这个风险也已经被研究所报道。所以,不能因为DAA相对远离坐骨神经而忽视可能存在的损伤。

　　(3) 阴部神经损伤:阴部神经损伤在DAA中罕见报道,由于使用骨折牵引手术床的牵拉或者会阴柱的放置不当以及牵引时间过长所致。这个较为少见的并发症在进行髋部骨折、股骨骨折手术以及髋关节镜手术时,也偶尔会有发生。

　　4. 血管损伤·全髋关节置换术相关的血管损伤比例大约为0.1%～0.4%,与其他并发症相比发生率较低,但一旦发生往往会造成严重的后果。由于DAA手术中仅会遇到一组血管需要进行处理即旋股外侧血管,只要处理妥当,很少造成血管相关的并发症。DAA常规显露涉及旋股外侧血管升支的暴露和电凝或结扎,但由于该组血管在股直肌、

阔筋膜张肌间隙存在分支变异,因此手术入路时需要仔细探查所有可能存在的分支,并进行彻底的电凝或结扎。这组血管往往位于切口的远端部分,而且必须在前方髋关节囊显露之前处理。用拉钩将股直肌和阔筋膜张肌之间的间隙牵开即可显露跨越手术区横向走行的血管网络。通常情况下,有2束血管,最多可存在3束,但几乎没有缺如的情况,然而其精确位置和直径大小可能会因患者的不同而存在差异(图5-5)。这些血管可以缝合结扎或切断电凝,但原则是要充分而彻底地处理,避免术中或术后出血。有时结扎后仍可见明显的出血,则一定需要不遗余力地追踪探查并进一步电凝止血,因为止血不充分可能会导致手术过程中持续出血以及术后血肿形成的风险增加。我们曾遇到过一例由于电凝不彻底造成分支血管断端回缩未及时发现,造成术后三天出血局部血肿形成需再次手术探查处理(图5-6)。

切口内侧的股动脉、股静脉由于有丰富的肌肉组织保护,只要髋臼前壁和内侧拉钩放置的位置正确,这些血管几乎不会被直接伤及,可能会因为牵拉、挤压造成局部血流变缓或部分阻滞。有研究发现,在手术过程中用彩色多普勒超声对股动脉和股静脉进行血流监测,发现在手术全程中,由于手术拉钩牵拉的关系造成股静脉、股动脉血流峰值下降。但当人工关节复位后,股动脉和股静脉的血流峰值又马上恢复正常。然而,若髋臼内侧和前壁的拉钩放置层次不当,或过度使用暴力进行牵拉,则有可能直接或间接损伤内侧的重要血管。Seyed等

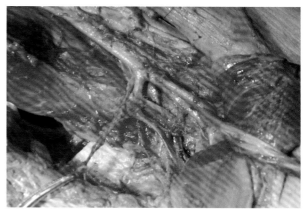

图5-5　DAA切口深部解剖清晰显示股动脉、股静脉及其分支,手术中不正确放置拉钩或者过度的挤压可能造成血管内膜等的损伤

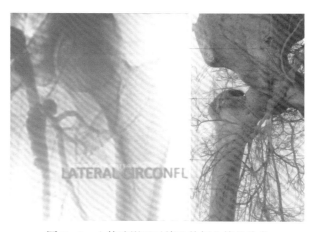

图5-6　血管造影显示旋股外侧血管的分支

报道了3例股动脉内膜损伤造成血栓形成的病例,这可能跟股神经损伤一样,股血管与髋臼缘之间的距离也是重要因素之一,因此在这一步手术显露和操作时要小心谨慎。

第二节 · 骨折

DAA术中遇到最棘手的一个并发症是骨折,尤其是股骨侧骨折,髋臼骨折相对少见,这也是由于髋臼侧常规的显露和操作相对比较容易。DAA术中骨折最多见的是大转子骨折和股骨近端假体周围骨折,相对少见的是股骨远端骨折以及踝关节骨折。研究显示,术中或术后假体周围骨折与股骨髓腔形态、冠状位假体内外翻角度、高龄以及全身合并症有关。

大转子骨折是最常发生的骨折之一(图5-7)。由于髋关节置换多为中老年患者,常伴有骨质疏松,加之手术操作过程中需要充分显露并抬升股骨近端,大转子后方的拉钩提升撬拨,易产生大转子完全或不完全骨折。股骨侧手术操作被公认为DAA的难点,也是并发症最容易发生的地方。在

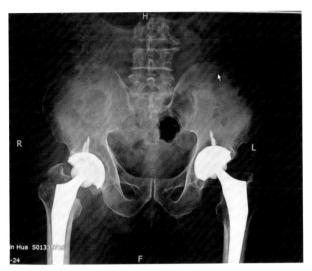

图5-7 DAA术中存在发生股骨大转子骨折的可能,特别是在髋关节解剖变异、关节挛缩或股骨近端由于各种原因显露困难的情况下,发生率会增加。X线片显示DAA术中右侧股骨大转子骨折

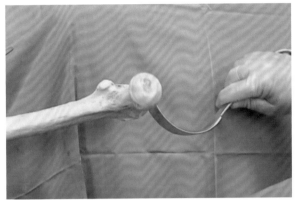

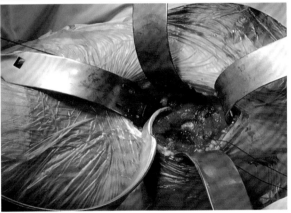

图5-9 用两把钝头拉钩插入已经切开的关节囊内侧,并环抱股骨颈进行截骨,既可以良好显露又可有效防止截骨时摆锯对大转子的直接损伤

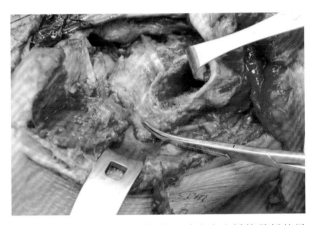

图5-8 大转子后方双齿拉钩可减少发生撬拨骨折的风险;可用骨钩提拉股骨近端,判断需要松解的后外侧关节囊范围。采用边松解边提拉撬拨,每松解一步进行评估,避免松解过度造成后侧不稳

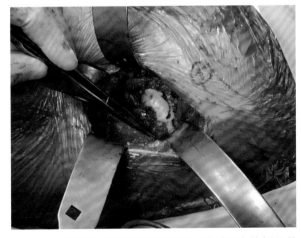

图5-10 两把钝头拉钩环抱股骨颈,特别注意外侧股骨颈拉钩,保护好马鞍区外侧的大转子基底部

肥胖、off-set较小、肌肉强壮者中操作更为困难。因此了解何种情况下容易发生这些骨折以及如何预防它们非常重要。有一些技巧有助于降低大转子骨折的发生率:

(1)在使用大转子后方拉钩撬拨抬升股骨前,先彻底松解髋关节前内侧、外上方及后侧关节囊;用骨钩尝试提拉股骨近端判断松解情况,然后再用双齿拉钩(避免单齿尖拉钩)在距离大转子尖2~3cm处进行抬升(图5-8)。

(2)手术侧肢体应尽量内收外旋,并适当后伸,避免后伸过度增加前方软组织张力。

(3)进行股骨颈截骨时,需要用两把钝头拉钩环抱股骨颈截骨处,其中一把位于马鞍区,能保护外侧的大转子,避免被摆锯误伤(图5-9和图5-10)。

此外，在股骨侧开口、扩髓和假体植入过程中，需要将患者肢体内收外旋及后伸，此过程中需要密切关注大转子与髋臼的位置关系，避免阻挡而造成大转子骨折。可以通过一把带粗糙面钝头双齿拉钩放置于小转子水平，并施加向外的推力，来减少这种损伤的可能。

除了大转子骨折，股骨近端骨折也偶尔发生，这在近端骨骼解剖异常情况下更为多见。即使在正常股骨中，由于股骨显露不佳、位置不良或操作不慎等原因，有时在扩髓或植入假体时，磨锉或假体有可能穿透一侧皮质而穿出股骨。有时被及时发现只形成一个骨洞，尚可重新纠正角度扩髓；严重的情况下会导致股骨近端骨折，需要延长切口辅助内固定。避免股骨假体位置不良或股骨近端骨折发生的要点：

（1）必须充分显露和抬升股骨近端，在未获得良好股骨近端显露前，不盲目扩髓。

（2）与其他入路全髋关节置换手术一样，开口时需要去除部分大转子内侧骨质，用髓腔探棒探查髓腔方向，避免扩髓方向错误（图 5-11）。

（3）使用带偏心距的股骨扩髓把持器，避免髂前上棘阻挡造成位置和方向不佳（图 5-12）。

（4）扩髓满意后，建议使用 C 臂透视股骨近端正侧位（正位及侧位），确认假体位置和角度（图 5-13）。

与传统后侧入路相比，由于后侧入路股骨扩髓时股骨髓腔轴线、股骨试模以及打击力量的方向基本位于一条直线。但在 DAA 手术入路时，由于股

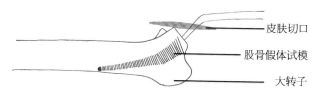

图 5-11 扩髓时要正确判断髓腔方向，在未探明髓腔方向前避免使用暴力

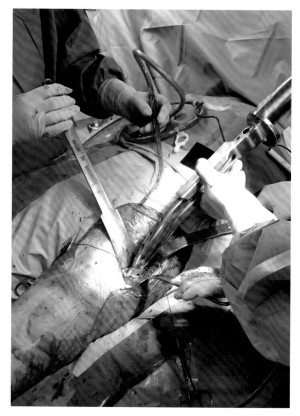

图 5-12 使用带有偏心距的股骨试模把持器，并沿着髓腔方向击打

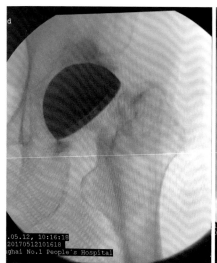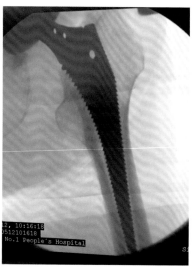

图 5-13 建议术中进行透视，对于判断假体位置、大小和方向，避免医源性骨折的发生非常重要

骨近端自然内旋、切口的位置关系,以及髂前上棘阻挡等原因,股骨髓腔方向与试模及带偏心距的打击器和骨锤之间,都是成一定的角度,而且往往还需要对把持器施加一定的旋转力量。在这种情况下极易发生股骨骨折或穿出皮质的情况,Preutenborbeck 等的假骨操作实验证实了这一点。他们的研究发现,与 DAA 手术入路相比,传统的后侧入路只需要更低的冲击能量和冲击次数,几乎是前方入路的 50%。

股骨远端髁间或髁上骨折、踝关节骨折等也是偶会发生的并发症,往往是由于使用牵引床极度内收外旋患侧肢体造成的,在使用普通手术床时则相对罕见。因此在使用牵引床进行 DAA 手术时,应避免过度暴力内收外旋下肢,并做好适当的保护,避免膝关节及踝关节周围骨折的发生,尤其是在老年、骨质疏松的患者中。

第三节 · 软组织损伤

DAA 手术入路软组织损伤包括皮肤软组织损伤和切口部位肌肉、肌腱组织的损伤,往往会导致伤口并发症的问题或影响术后康复。DAA 伤口并发症主要是愈合不良,伴有或不伴有浅表感染。伤口浅表感染与所有手术类似,在 DAA 手术中与之相关的因素包括:肥胖、年龄、手术时间、术中皮肤挫裂伤、糖尿病史、类风湿关节炎以及其他自身免疫疾病(图 5-14)。

关于肥胖患者 DAA 术后伤口愈合和感染风险的问题,一直是关注的焦点之一。相比其他肥胖患者的全髋关节置换,DAA 伤口愈合问题更为突出,可能与此处切口接近腹股沟区域、皮肤皱褶较多以及手术切口较小术中挫伤概率大有关。DAA 切口

皮肤较薄,皮下组织少;同时纵向切口在髋关节活动时承受张力大,而 Bikini 切口靠近会阴区、皱褶多且不易清洗,因此与其他入路相比伤口愈合问题更加突出。Statz 等在 1573 例 DAA 的手术中,术后发生 18 例因为伤口裂开而需要清创手术的情况,虽然通过及时处理均获得了良好的结果,但存在引起深部感染的风险。后侧入路的肥胖患者发生皮肤感染或愈合不良的比例相对较低。因此,有些文献研究结果提示,在 BMI 指数>35 的患者中,由于发生切口问题或其他并发症的发生率较高,不建议采用 DAA 手术入路。当然这并不是绝对的,需要综合判断患者的全身情况、局部情况以及跟手术操作对软组织的干扰也不无关联。

Kenneth 等通过对 651 例 DAA 微创人工髋关节置换术伤口并发症的研究发现,肥胖和糖尿病是两个显著的独立危险因子,且由于伤口问题导致再手术率为 1.9%。Watts 等对 716 例 DAA 微创人工髋关节置换术与 3040 例后侧入路髋关节置换术进行对比发现,肥胖是发生伤口并发症的危险因素,且 DAA 是后侧入路的 3 倍左右。Christian 等也发现 DAA 伤口并发症的发生率以及由此而导致再手术率也是不可忽视的问题,而且也明显与肥胖相关。因此,在 BMI 指数>35 的患者中进行 DAA 微创人工髋关节置换术,需要更精细的手术操作和伤口缝合技术,必要时适当延长皮肤切口避免操作对它的损伤。此外,术前也应充分调整好血糖以及其他影响伤口愈合药物的使用。特别是长期服用

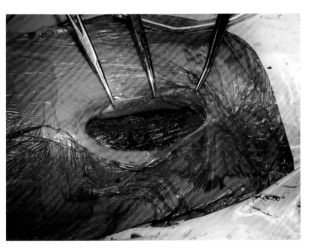

图 5-14　由于靠近腹股沟皮肤皱褶,切口愈合相关并发症也是 DAA 面临的一个常见问题,手术中需要对切口特别是两端的皮肤挫裂伤引起重视

免疫抑制剂、抗凝药物的情况下，需要请专科医师会诊调整用药。另外，术中对切口近端和远端皮肤的挫裂伤，也是需要尽量避免的，这需要改善术中操作和切口设计。仔细寻找并电凝旋股外侧血管的分支，避免术后局部血肿形成从而增加感染的风险。

DAA 的最大优势是其直接从肌肉间隙进入髋关节，不切断任何肌肉，具有肌肉组织损伤小的特点。Patrick 等通过监测术后即刻、1 天和 2 天血清中肌酸激酶的变化程度发现，DAA 与常规入路相比对肌肉组织的损伤较小。Meneghini 等通过标本模拟手术发现，前方入路与后方入路相比对臀小肌、梨状肌和联合肌腱的损伤减少约 50%。然而，knut 等的研究却得出相反的结论，他们发现前方入路术后肌酸激酶的升高更加明显，可能肌肉损伤程度更大。由于 DAA 具有明显的学习曲线，操作不熟练或者显露困难都会造成对肌间隙周围肌肉组织的牵拉和切割，增加手术时间，可能导致肌肉组织的过度损伤。这在手术操作过程中对阔筋膜张肌的牵拉和损伤更为突出，可以通过改善手术器械（如使用带卷边设计的拉钩）、避免暴力挤压肌肉组织等减少损伤。

特别需要提到的是对于外侧阔筋膜张肌的保护（图 5-15）。由于其筋膜在显露时被充分打开，肌肉纤维直接暴露于外侧的拉钩并受到一定程度的挤压，稍不留神就有可能造成肌肉组织的切割。通过注意拉钩的用力方向、使用边缘弧形的卷边设计拉钩可以减少锐利的拉钩边缘造成的阔筋膜张肌损伤。也可以尝试各种皮肤牵张保护套，但研究尚未明确证实其有效性。对于相对复杂的髋关节置换病例，由于显露困难也会对髋关节周围肌肉造成一定的损伤。Kawasaki 等通过 MRI 观察 DDH 患者进行 DAA 手术后髋关节周围的肌肉发现，臀小肌、阔筋膜张肌和闭孔内肌均受到了不同程度的损伤。此外，髋臼显露困难的病例，有时需要松解股直肌的反折头；而对于股骨近端抬升困难的病例也需要松解后外侧关节囊，这些情况下都有可能对周围的肌肉和肌腱组织造成潜在的损伤，需要特别注意。

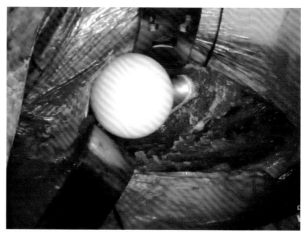

A

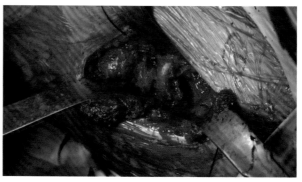

B

图 5-15　术中阔筋膜张肌的保护。A. 拉钩对于阔筋膜张肌的切割损伤在 DAA 术中非常多见。B. 使用较宽大且边缘略带弧形卷边的拉钩，并注意用力方向可有效避免对肌肉组织的损伤

当遇到复杂病例或由于髋关节术前活动度较差，需要进一步松解后外侧关节囊以方便股骨近端显露时，需要特别注意松解的部位和范围。尽量只松解后外侧关节囊，不要累及囊外的梨状肌肌腱和联合腱（上孖肌、闭孔内肌、下孖肌）。相比而言，后者由于更靠近前下方损伤的概率比梨状肌肌腱更大。有研究发现，对 32 例直接前方入路髋关节置换病例进行髋关节核磁共振扫描发现，术后约 25% 的梨状肌肌腱和 60% 以上的联合肌腱受到不同程度的损伤，但这种影像学的损伤在术后 1 年复查时，97% 均可自行修复，且未发生一例后脱位。因此，对于特别困难的病例，在股骨近端松解需要的情况下，适当进行后侧肌腱的部分松解也是相对安全的。

另一个手术可能造成的软组织问题是前方髂腰肌肌腱的激惹，文献报道其发生率可达 4% 左右。

由于髋臼假体选择过大或角度放置错误导致突出前方骨壁,可造成这一术后并发症。其他原因还包括聚乙烯内衬高边不恰当地放置于前侧或由于肢体明显延长引起髂腰肌牵拉等也可造成肌腱激惹症。临床上表现为平地行走正常,但主动屈髋或抗阻力屈髋时发生腹股沟区域疼痛,而局部封闭注射也有助于诊断。文献中有学者采用补片间隔技术来治疗顽固性髂腰肌肌腱激惹症,我们10余年来使用术后缝合前方关节囊,很好地规避了这一问题的发生。

第四节 · 人工髋关节脱位

人工髋关节置换术后脱位一直以来是关节外科关注的话题,而DAA-THA也是一直以来被认为低脱位率的代表(图5-16)。微创和稳定是DAA最重要的优势,由于其从前方肌肉间隙进入,不直接切断任何肌肉和肌腱,也不干扰髋关节后方肌肉肌腱(图5-17),因此学术界非常认可DAA的人工关节稳定性。大量的临床疗效报道也证实了DAA术后的稳定性,人工关节脱位率(基本<1%)比传统手术的脱位率(2%～5%)明显降低。甚至有学者认为,DAA加大直径股骨头的使用,将使得初次髋关节置换的脱位问题得到彻底解决。当然,这种说法过于激进,毕竟术后不稳和脱位跟太多因素相关,包括患者肌力、解剖、撞击和假体角度等等。但的确由于髋关节后方的软组织得到了很好的保护,这些后方的外旋肌群和软组织张力的保护对于维持后脱位的稳定性是极其重要的。但并非所有的研究结果都是如此。在Antonio等的研究结果中,他们对已经跨出学习曲线的396例DAA和396例前外侧入路髋关节置换进行对比发现,DAA的脱位率是前外侧入路的4倍左右。此外,也有一些文献发现DAA与其他入路相比,脱位率并不存在明显差异。因此,我们绝对不能对DAA术后的人工关节脱位问题掉以轻心。

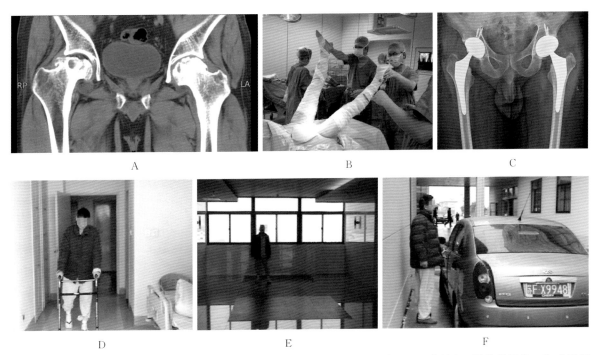

图5-16　DAA术后的关节稳定性。A. 双侧酒精性股骨头坏死。B. 一期双侧DAA微创人工髋关节置换。C. 术后X线。D. 术后3天使用助步器下地。E. 术后7天完全负重行走。F. 术后10天便可以自己驾车出院

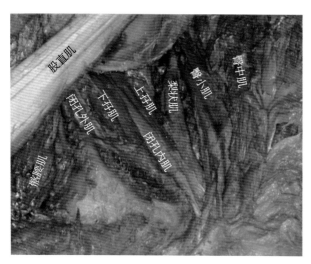

图 5-17　DAA 保留了完整的后方肌肉肌腱组织结构,大大提高了人工关节置换术后的稳定性

然而,客观地看 DAA 也是存在术后人工关节脱位问题的,这其中绝大多数为前脱位,也包括少部分后脱位,这与患者本身因素、手术技术、假体位置等密切相关(图 5-18)。在一项 1764 例 DAA-THA 的大型前瞻性系列研究中,Sariali 等报道发现手术 2 个月内有 27 例(1.5%)脱位,且所有均为前脱位;2 名复发性脱位需要进行翻修手术。同时作者也推测,DAA-THA 术后脱位的危险因素包括高体重指数、较年轻以及使用较小直径的股骨头。DAA 术后前脱位往往是由于人工关节联合前倾角过大造成的,包括髋臼假体和股骨假体。由于仰卧位的关系,打入髋臼假体时把持器与手术台面的夹角即为髋臼前倾角。若由于术者身高的关系,导致该操作时处于俯视状态则非常容易将髋臼前倾角放置过大,此时需要适当升高手术床。绝大部分影像学研究发现,DAA 与其他入路比较,髋臼角度并无显著区别,而有一些文献则发现 DAA 的髋臼角度位于安全区域的概率更高,角度变异率更小。股骨侧的前倾角则多数是由于股骨近端病变严重或者解剖变异,或者假体选择不当造成的,需要结合术前影像资料仔细规划。此外,虽然没有得到研究证实,保留前方切开的关节囊并在手术结束时进行良好的缝合,也可以在一定程度上减少前脱位发生的可能。

尽管保留了后侧和外侧软组织结构,后脱位也仍可见于 DAA,虽然其发生率很低。Jewett 等报

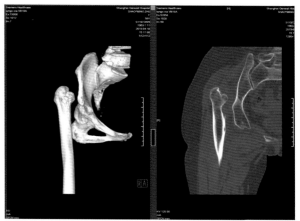
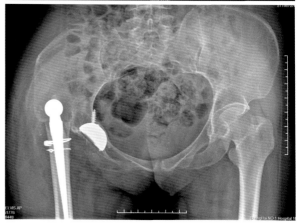

图 5-18　虽然发生率很低,但 DAA 术后的人工髋关节前脱位仍存在,与疾病本身造成软组织张力下降、手术过度松解以及假体位置角度等有关

道 800 例患者中有 7 例脱位(0.88%),其中 4 例脱位位于后方。其原因除了可能假体位置放置不佳以外,过度松解后外侧关节囊及后方结构可能是其主要原因。由于髋关节病变的原因,在股骨近端的显露特别困难的情况下,需要逐步松解髋关节后外侧关节囊(图 5-19)。这一步骤有可能造成过度松解,对梨状肌和短外旋肌群产生部分或完全损伤(图 5-20)。若术中发现这种情况,则可能需要调整假体前倾角并将限制性内衬高边放置于后侧,或在不显著延长肢体的情况下增加 off-set,以增加稳定性。另一个可能造成 DAA 后脱位的原因便是撞击,假体与骨质的撞击或股骨与髋臼假体之间的撞击。术中需要去除一切可能导致撞击的骨赘,并仔细测试其稳定性。

人工关节置换术后脱位是 DAA 一个非常严重的并发症,不仅增加患者痛苦和负担,影响对手术的满意度,处理起来也非常棘手。手术中一定要仔

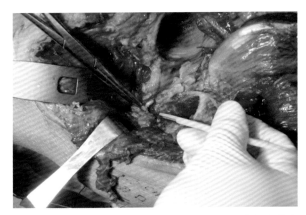

图5-19 在股骨显露困难病例中,术中对后外侧关节囊的松解应逐步进行,边松解边提拉撬拨,避免过度松解,造成后方不稳导致后脱位的风险

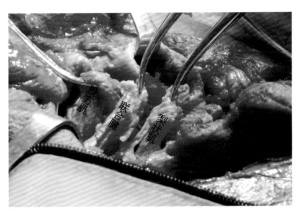

图5-20 松解后外侧关节囊时特别要注意避免对梨状肌和联合腱的损伤,它们对于维持髋关节后方的稳定性具有重要意义

细测试其前后脱位的稳定性,并对潜在的不稳定作出正确的处理,避免术后的再手术或翻修。

此外,DAA术后股骨假体无菌性松动也是近些年被关注的话题。大部分术者认为DAA股骨假体松动、骨折等等是由于手术显露和操作的不熟练或困难导致的。但是来自Rothman研究所的16186例人工髋关节置换的分析发现,在5465例DAA、8561例直接外侧入路和2160例后外侧入路的对比中,DAA股骨假体周围骨折和松动失败的比例较高,且这5465例都是在术者基本跨越学习曲线(50例)以后的手术病例。他们的研究结果认为虽然这一并发症的升高仅有0.6%并不显著,但还是因为股骨侧显露和操作的相对困难造成了这一问题的发生。同时他们还建议尤其在术前预判手术相对比较复杂的情况下,手术医师应该更倾向于选择自己最熟悉的手术入路。

综上所述,我们对于DAA可能存在的并发症需要有客观的认识,既不能一味地只看到早期快速康复方面的优势,也不能因为存在一些相关并发症而否定DAA在髋关节置换中的优势。许多文献研究发现DAA与其他入路在临床疗效方面无显著差异类似,也有一些文献发现在DAA、直接外侧入路和后侧入路在术后早期并发症方面也没有明显差异,这与入选病例、手术医生经验以及入路喜好等太多因素相关。因此,无论采用什么入路,只有正确地认识这些问题,通过不断的学习、充分的术前准备和计划,尽最大的努力来规避并发症的发生,才能取得更好的临床效果。

参 考 文 献

[1] 朱力波,马金忠,桑伟林,等.直接前方入路人工全髋关节置换术的中期疗效研究[J].中国修复重建外科杂志,2019:1031-1035.

[2] Tripuraneni KR, Munson NR, Archibeck MJ, et al. Acetabular Abduction and Dislocations in Direct Anterior vs Posterior Total Hip Arthroplasty: A Retrospective, Matched Cohort Study [J]. J Arthroplasty, 2016, 31(10): 2299 - 2302.

[3] Ole-Christian L. Brun, Helge N. Sund, Lars Nordsletten, et al. Component Placement in Direct Lateral vs Minimally Invasive Anterior Approach in Total Hip Arthroplasty: Radiographic Outcomes From a Prospective Randomized Controlled Trial [J]. The Journal of Arthroplasty, 2019, 34: 1718 - 1722.

[4] Andrew N. Fleischman, Majd Tarabichi, Zachary Magner, et al. Mechanical Complications Following Total Hip Arthroplasty Based on Surgical Approach: A Large, Single-Institution Cohort Study [J]. The Journal of Arthroplasty, 2019, 34: 1255 - 1260.

[5] Sean Z. Griffiths, Zachary D. Post, Eric J. Buxbaum, et al. Predictors of Perioperative Vancouver B Periprosthetic Femoral Fractures Associated With the Direct Anterior Approach to Total Hip Arthroplasty [J]. J Arthroplasty, 2020, 35(5): 1407 - 1411.

[6] Martin Preutenborbeck, Julian Reuter, Elisabetta Ferrari. Quantitative characterisation of impaction events during femoral broaching in total hip arthroplasty [J]. Medical Engineering and Physics, 2020, 76: 13 - 19.

[7] Antonio Klasan, Thomas Neri, Ludwig Oberkircher, et al. Complications after direct anterior versus Watson-Jones

approach in total hip arthroplasty: results from a matched pair analysis on 1408 patients [J]. BMC Musculoskeletal Disorders, 2019,20: 77.

[8] Masahiko Suganoa, Junichi Nakamuraa, Shigeo Hagiwaraa, et al. Anatomical course of the lateral femoral cutaneous nerve with special reference to the direct anterior approach to total hip arthroplasty [J]. Mod Rheumatol, 2019,22: 1 – 6.

[9] Trevor Stubbs, Andrew S. Moon, Nicholas Dahlgren, et al. Anterior acetabular retractors and the femoral neurovascular bundle in anterior total hip arthroplasty: a cadaveric study [J]. Eur J Orthop Surg Traumatol, 2020,30(4): 617 – 620.

[10] Sravya P. Vajapey, Jesse Morris, Daniel Lynch, et al. Nerve Injuries with the Direct Anterior Approach to Total Hip Arthroplasty [J]. JBJS REVIEWS, 2020,8(2): e0109.

[11] Abularrage CJ, Weiswasser JM, DeZee KJ, et al. Predictors of lower extremity arterial injury after total knee or total hip arthroplasty [J]. J Vasc Surg, 2008,47(4): 803.

[12] Eric Sali, Jean-Luc Marmorat, Fabrice Gaudot, et al. Perioperative complications and causes of 30- and 90-day readmission after directanterior approach primary total hip arthroplasty [J]. Journal of orthopaedics, 2020,17: 69 – 72.

[13] Masashi Kawasaki, Yukiharu Hasegawa, Toshiaki Okura, et al. Muscle Damage After Total Hip Arthroplasty Through the Direct Anterior Approach for Developmental Dysplasia of the Hip [J]. The Journal of Arthroplasty, 2017, 32: 2466 – 2473.

[14] Crawford DA, Rutledge-Jukes H, Berend KR, et al. Does a Triple-Wedge, Broach-Only Stem Design Reduce Early Postoperative Fracture in Anterior Total Hip Arthroplasty? [J]. Surg Technol Int, 2019,(10)35: 386 – 390.

[15] Kreuzer S, Leffers K, Kumar S. Direct anterior approach for hip resurfacing: surgical technique and complications [J].

Clin Orthop Relat Res, 2011,469(6): 1574 – 1581.

[16] Joseph M. Statz, Nicholas C. Duethman, Robert T. Trousdale, et al. Outcome of Direct Anterior Total Hip Arthroplasty Complicated by Superficial Wound Dehiscence Requiring Irrigation and Debridement [J]. The Journal of Arthroplasty, 2019,34: 1492 – 1497.

[17] Adam Hart, Cody C. Wyles, Matthew P. Abdel, et al. Thirty-Day Major and Minor Complications Following Total Hip Arthroplastyd A Comparison of the Direct Anterior, Lateral, and Posterior Approaches [J]. The Journal of Arthroplasty, 2019,34: 2681 – 2685.

[18] Seyed Mohammad Javad Mortazavi, Mahlisha Kazemi, Morteza Noaparast. Femoral artery intimal injury following total hip arthroplasty through the direct anterior approach: a rare but potential complication [J]. Arthroplasty Today, 2019,5: 288 – 291.

[19] Maratt JD, Gagnier JJ, Butler PD, et al. No Difference in Dislocation Seen in Anterior Vs Posterior Approach Total Hip Arthroplasty [J]. J Arthroplasty, 2016, 31 (9 Suppl): 127 – 130.

[20] Hartford JM, Knowles SB. Risk Factors for Perioperative Femoral Fractures: Cementless Femoral Implants and the Direct Anterior Approach Using a Fracture Table [J]. J Arthroplasty, 2016,31(9): 2013 – 2018.

[21] Lee GC, Marconi D. Complications Following Direct Anterior Hip Procedures: Costs to Both Patients and Surgeons [J]. J Arthroplasty, 2015,30(9 Suppl): 98 – 101.

[22] Barton C, Kim PR. Complications of the direct anterior approach for total hip arthroplasty [J]. The Orthopedic Clinics of North America, 2009,(3): 371 – 375.

[23] 郭文利,晋陶然,李昊,等. 直接前入路髋关节置换前100例并发症分析[J]. 中国骨与关节杂志,2017,(9): 649 – 654.

第六章

围手术期快速康复及
髋关节功能锻炼

第一节 · 直接前方入路髋关节置换术快速康复措施

全髋关节置换术（THA）是最成功的外科手术之一，是治疗严重髋关节病变的有效手段。不同国家、不同地区的外科医师尽管都有各自的手术偏好，但目的都是为了帮助患者减轻疼痛、改善功能。任何手术入路、手术方式都存在着术后并发症和风险，也各有优缺点。直接前方入路（DAA）髋关节置换术由于其微创和稳定的优势，肌肉组织损伤小、术后人工关节脱位率低，因此被越来越多的关节外科医生所接受。许多研究比较了DAA与其他入路髋关节置换术的临床疗效差异，绝大部分得出的结论均为早期康复速度较快，而远期临床疗效并无差别。

DAA微创人工髋关节置换术在人工髋关节置换术后快速康复（enhanced recovery after surgery，ERAS）方面获得了良好的临床效果。它最大的优势在于创伤小、疼痛轻、术后早期康复速度较快，许多文献研究报道其远期的关节功能和临床疗效与其他手术技术并无太大差异。正是由于ERAS措施的成功实施和应用，两者的结合使得DAA微创人工髋关节置换术在加快康复方面得到了进一步发展和应用。

ERAS是指在外科领域采用一系列有循证医学证据并且可行有效的围手术期优化措施，以减少围手术期应激及并发症。快速康复在髋关节置换术中的重点在于提高手术操作技术和优化围手术期管理，包括减少创伤和出血，优化疼痛与睡眠管理，预防感染和静脉血栓栓塞症，以及营养支持、麻醉管理、心理辅导、术后随访等，以降低手术创伤的应激反应，减少并发症，提高手术安全性和患者满意度，从而达到快速康复目的。

随着各个国家人口老龄化的趋势，特别是在一些发达国家和城市，人均预期寿命都达到了80岁以上，高龄患者由于股骨颈骨折、骨关节炎等原因进行人工关节置换的病例也在不断增加。该人群具有显著的特点：骨质疏松、髋关节肌肉张力低、基础疾病多、术后各种并发症发生概率高。因此在高龄患者的全髋关节置换中采用DAA更具优势，术后可以早期下地负重，关节稳定性好，疼痛轻，住院时间短，从而可以最大限度地减少各种并发症的发生。

从围手术期加速康复处理措施的具体实施细节来看，可以从以下几个方面进行相应的处理。

1. 加强患者教育、进行心理辅导 · ERAS是将麻醉学、疼痛控制及外科手术等方面的新技术与先进的护理方法相结合，从而加速患者康复。有研究显示详细充分的术前教育可加速患者康复，是快速康复过程中很重要的因素。要让患者理解ERAS的意义，克服传统观念，使其详细了解整个治疗过程，明显减轻其焦虑与恐惧。患者教育可以缩短住院时间，降低手术并发症，同时缓解患者的术前焦虑和抑郁症状，增强信心，并提高患者满意度。

建议：向患者及其家属介绍手术方案和加速康复管理措施，达到充分和良好沟通（图6-1），取得患者及家属的积极合作；明确交代可能在整个治疗过程中会发生的一些并发症以及相应的处理措施；充分倾听并讨论患者的预期；强调主动功能锻炼的

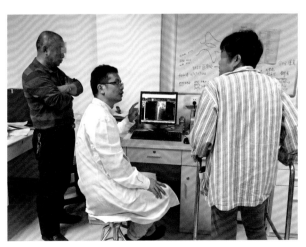

图6-1　充分倾听患者的预期，沟通围手术期处理措施，减轻心理焦虑

重要性,增强肌力和增加关节活动度;鼓励手术前开始吹气球、咳嗽或行走锻炼,提升心肺功能储备力。

2. 内科基础疾病的纠正和营养支持·髋关节置换者中高龄患者较多,常合并心肺功能障碍、贫血、低蛋白及血糖紊乱、血压异常,这些基础合并症会增加术后并发症,并阻碍康复进程。因此,术前应在内科医师配合下,积极处理相关的合并症,如纠正低蛋白血症,鼓励患者进食高蛋白食物,必要时输注白蛋白以及纠正贫血等,这些均是术后加速康复的前提和基础。有研究表明,贫血和低蛋白血症易导致切口延迟愈合,增加感染风险,是延长术后住院时间的独立危险因素,纠正低白蛋白水平有助于减少围手术期并发症的发生。

建议:积极纠正低蛋白血症,鼓励患者进食高蛋白食物(鸡蛋、肉类),必要时输注白蛋白;食欲不佳者可使用胃肠动力药及助消化药;术前贫血比较严重的情况下,可使用促红细胞生成素或输血得以纠正;空腹血糖也需要纠正到合理范围,若长期血糖控制不佳的患者,会增加术后感染风险,建议内科调整控制后择期手术。

3. 麻醉管理·全髋关节置换术可以选择全麻或硬膜外麻醉,两种方式各有利弊。目前临床常用于 THA 的麻醉方法有硬膜外麻醉和全身麻醉,而大多数全髋关节置换术采用的是全身麻醉方式。尽管麻醉方式不是远期疗效的决定因素,但仍应根据每例患者的具体情况拟定精准的麻醉管理和治疗方案。麻醉方法的单一或联合应用均安全有效,某些情况下两种或两种以上麻醉方法联合应用可增加患者的舒适性,减少术中或术后的并发症,并可克服单一麻醉方法给术后康复锻炼带来的不便。

(1) 全身麻醉(general anesthesia, GA):常规需要行气管内插管技术支持通气,且需要在患者仍处于麻醉状态时即开始服用镇痛药,包括阿片类药物和非阿片类药物。GA 的优点是行椎管内麻醉属于禁忌时能够改善患者严重呼吸功能障碍或气道阻塞患者的通气状况。缺点包括能够诱导血液动力学变化、心血管功能的抑制、对存在不同呼吸困难的患者需要进行气道管理。GA 并发症相对较少见,大致包括口咽部损伤、吸入性肺炎、气胸和低氧

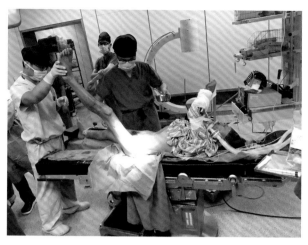

图 6-2 DAA 仰卧体位对于全身麻醉气管插管和术中气道管理非常方便,也可以避免侧卧位可能导致的管道受压和脱离等意外

血症等,大多继发于无效通气与气管插管因素等。直接前方入路(DAA)仰卧体位非常有利于全麻气管插管以及术中的气道管理(图 6-2),避免了侧卧位对于气道的压迫,增加麻醉的安全性。且全身麻醉可以使肌肉更松弛,有利于术者操作。

(2) 硬膜外麻醉:可以阻滞交感神经对应激信号的传导,与全麻相比可使术后并发症的发生率下降,避免气道操作、维持自主呼吸,由于患有潜在肺部疾病的患者可能难以进行机械通气,这一优点也显得尤为重要。但硬膜外麻醉也存在一些问题,如硬膜外出血和感染,以及术后应用硬膜外镇痛装置可能引起尿潴留等。对于时间较长的手术,或患者不能耐受由椎管内注射引起的交感神经快速阻滞时,椎管内麻醉可以先用较低剂量,而后在硬膜外腔进行补药。研究表明,行硬膜外麻醉深静脉血栓形成发生率降低约 1.5% 左右,感染发生率也有所降低、体内儿茶酚胺含量会降低从而减少生理性应激反应,减轻术后疼痛,达到控制血流动力学稳定的效果。对髋关节置换而言,凝血功能障碍、患者肥胖、局部皮肤破裂或存在感染、患者不合作等因素存在也均不适合行硬膜外麻醉。在凝血功能障碍或使用抗凝药物的情况下,硬膜外血肿这种比较罕见并发症也可能会发生,并导致严重的后果。

4. 手术日饮食及输液管理·目前快速康复的围手术期管理对于术前禁食、禁饮与传统处理方式有了显著的不同,特别是在全髋关节置换手术方面

更是如此。许多研究结果发现,手术前2小时可饮用含糖的清亮液体,而不影响术后血糖及胰岛素敏感性,也不增加麻醉风险。同时,全身麻醉清醒后开始早期进饮和进食可以减少术后低钾血症的发生,加快肠道功能恢复,减少便秘,促进加速康复。围手术期输液量也因为术前禁食和术后恢复饮食的改变,发生了明显变化。因为绝大多数进行髋关节置换的患者,即使是老年患者,手术期对于胃肠道功能的干扰也非常小,在可以早期开放饮食以及尽量缩短禁食时间的情况下,输液需要量也大大下降。除了术前静脉使用预防性抗生素以及氨甲环酸以外,术前几乎不需要其他输液。同时,术后除了必要的抗生素、镇痛药物,也不需要过多的静脉输液来补充身体所需其他营养物质。

建议:麻醉前6小时禁食蛋白质类流质(牛奶、肉汤),麻醉前4小时禁食碳水化合物(稀饭、馒头),麻醉前2小时禁饮清亮液体;采用全身麻醉者,清醒后先进饮再进食;采用细针腰麻或硬膜外麻醉者,返病房后即可进饮和进食;尽量控制输液总量,避免过多和过长时间输液,尤其是心脏功能不全的老年患者。

5. 微创操作理念·微创手术操作是围手术期快速康复最核心的内容,遵循微创原则进行手术可以显著降低手术应激引起的炎症反应及免疫功能障碍,减少肌肉等软组织损伤,减轻患者疼痛,有利于术后康复。应注重将微创操作理念贯穿于手术操作全过程,熟悉血管、神经、肌肉走向,从肌间隙进入,注意保护软组织,不过度显露和粗暴牵拉。DAA微创人工髋关节置换术已经被证实是真正意义上的微创人工髋关节置换手术,该入路从股直肌和阔筋膜张肌的肌间隙进入,手术过程中不直接切断任何肌肉和肌腱组织,并可以成功保留髋关节囊的完整性。除了手术技术本身以外,术前完善相关辅助检查(血管B超、X线、CT平扫+重建、3D打印等),对于提高手术操作精确性,制订个体化手术方案,减少手术操作时间,并减少失血量也非常重要。DAA微创手术操作技术在前面章节已有详细的阐述。

6. 围手术期血液管理·血管管理是一个贯穿围手术期的系统工程,包括术前纠正贫血、术中减少失血,以及术后对出血的监测、处理和血液抗凝处理。

(1)术前:人工髋关节置换术前,即使是准备采用DAA这样的微创手术,也需要仔细评估术前患者的贫血状态。如果术前因为某些内科或外科疾病导致中重度贫血,如消化道出血等,应积极治疗原发疾病,待控制后择期进行髋关节手术。若患者术前长期处于慢性贫血状态,可以在门诊给予促红细胞生成素或入院后术前输注红细胞纠正贫血。

(2)术中:手术中通过实施术中控制性降压、精细化手术操作技术、自体血液回输、药物控制出血等减少术中出血。DAA微创人工髋关节置换术中直接需要处理的血管为旋股外侧血管的升支,仔细分离电凝其所有分支后,整个手术出血量是可控的。氨甲环酸对于人工关节置换术是一个革命性的进步,大量文献证实,氨甲环酸的正确使用能明显减少术中和术后出血,降低输血率。氨甲环酸作为一种有效的抗纤溶药物,它可以在减少出血的同时不增加静脉血栓的风险,特别适合人工关节及骨科其他大手术中的应用。在髋关节置换术中,常用的方法为:术前静脉使用1g氨甲环酸,术中关闭切口前局部浸泡,术后再静脉使用1g。其他减少术中出血的方法,比如自体血液回输、止血海绵或凝胶等,在DAA微创人工髋关节置换术中一般应用较少。

(3)术后:术后需要密切关注引流量或血红蛋白的降低程度,特别是术后第三、四天时的血液检查结果。若发现有术后持续降低的血红蛋白则要积极寻找可能的原因,如血管造影等,采取及时的处理措施。贫血状态容易发生术后一系列并发症并影响患者预后,对于伴有慢性出血性疾病的贫血患者,应先治疗原发性疾病,同时治疗贫血。而对于大细胞性贫血患者应补充叶酸及维生素B12,可以明显改善贫血症状。铁剂和促红细胞生成素是纠正THA术前缺铁性贫血和减少术后异体输血安全有效的治疗手段。THA手术创伤大、显性和隐性失血多,易导致术后贫血,若术后贫血状态得不到纠正会严重影响患者预后。术后采用局部冰敷、加压等多种形式也可以在一定程度上减少术后出血。

7. 预防感染·感染是任何骨科手术最严重的

并发症,在 THA 手术中更是灾难性并发症。假体周围感染不仅增加患者痛苦和经济负担,还会造成患者肢体功能障碍,甚至威胁生命。人工髋关节手术的感染预防永远比治疗更重要。

许多因素会影响髋关节置换术后的感染发生率,包括全身因素,比如高龄和免疫力低下、肥胖(BMI>35)、糖尿病、高血压、全身激素治疗、类风湿关节炎等;局部因素,比如切口周围窦道、切口附近皮肤感染、局部血管性疾病、多次手术疤痕以及切口周围细菌定植等。术前需要仔细评估并进行调整,选择适合患者的手术时机和手术入路。DAA 若选择 Bikini 切口,由于其接近腹股沟相对容易污染的区域,进行仔细皮肤准备有利于感染的预防。

抗生素的应用近些年来一直是讨论的焦点。以往医生总是寄希望于静脉抗生素的使用,特别是多种抗生素的联合使用来减少发生人工关节感染的可能。但研究表明,对于预防感染,延长静脉抗生素使用时间并不能降低感染率,反而会增加耐药情况的发生。目前指南推荐术前半小时静脉使用一次一代或二代头孢菌素类抗生素,术后继续使用 1~2 天,就可以明显降低术后感染的发生。相反,我们应该在术前准备、手术无菌操作中加强管理,来更好地达到预防感染发生的目的。

建议:仔细排除体内潜在感染灶及皮肤黏膜破损;使用标准百级层流手术室进行人工关节置换手术;严格控制手术参观人数,避免人员走动;严格消毒与铺巾,有条件的情况下尽量使用一次性防水手术铺巾;缩短手术时间,减少手术对组织的创伤;手术过程中用大量生理盐水反复冲洗术野;按有关抗菌药物临床应用指导原则和常见手术预防用抗菌药物表选择抗菌药物和使用时间。

8. 预防静脉血栓栓塞症·THA 术后血液高凝状态、血流淤滞及血管内膜损伤是术后静脉血栓栓塞症(venous thromboembolism,VTE)发生的高危因素。据报道,骨科大手术后 VTE 发生率可达 40%以上,其中大部分没有明显症状或只有轻微的症状。VTE 是 THA 术后严重并发症,影响关节功能恢复,严重者发生肺栓塞(发生率 0.1%~2%)甚至威胁生命。好在大部分 THA 术后静脉血栓为外周小静脉,经过抗凝药物治疗,绝大部分

都能自通或建立有效的侧支循环,不会危及生命或影响肢体功能。

目前,根据《中国骨科大手术静脉血栓栓塞症预防指南》的要求,参考国外 ACCP 等相关指南,依据个体化发生静脉血栓栓塞症的风险高低,合理选择抗凝治疗方案,并且这些方案也会根据循证医学的发现定期更新。包括基本预防措施、药物预防、物理预防,所有这些方法的合理应用可以最大限度地减少术后 VTE 的发生。目前,THA 患者术后除了运用物理预防、尽快恢复肌肉主动收缩以外,指南建议使用口服抗凝药物或皮下注射低分子肝素延长至术后 35 天。对于术后加速康复的要求,口服抗凝药物在这方面更具有优势。

最新的指南和临床发现,在预防术后 VTE 的同时也要密切关注潜在的出血风险(图 6-3),因此应根据不同个体具体分析其风险和获益。根据临床经验,手术前后 12 小时以内一般不推荐使用抗凝药物。在获取抗凝和减少出血风险的平衡方面,氨甲环酸的应用已经被证实可以在术前 30 分钟和术后静脉应用,通过使抗纤溶和抗凝血达到平衡,在不增加 VTE 形成的基础上最大限度地减少出血和降低输血比例。许多临床研究证实,氨甲环酸的使用使得术后失血量明显减少,输血率大大降低。另一个在使用抗凝药物的同时需要关注的是非甾体类抗炎镇痛药物的联合使用,有研究发现这种药物与抗凝药物同时使用有增加出血的风险,尤其是毛细血管出血,因为这类药物在关节外科围手术期

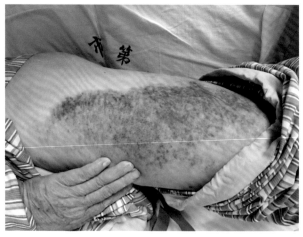

图 6-3 人工髋关节置换术后抗凝药物的应用导致皮下毛细血管广泛出血

应用非常广泛需引起重视。

建议：根据《中国骨科大手术静脉血栓栓塞症预防指南》中抗凝血药的使用原则以及《ACCP》指南，建议术前 12 小时内不使用低分子肝素，术后 12～24 小时（硬膜外腔导管拔除后 4～6 小时）开始皮下给予常规剂量低分子肝素；术后 6～10 小时（硬膜外腔导管拔除后 6～10 小时）开始使用口服抗凝药物，如利伐沙班 10 mg/d，每日 1 次；术前或术后当晚开始应用维生素 K 拮抗剂（华法林），监测用药剂量，维持 INR 在 2.0～2.5，切勿超过 3.0；积极开展物理预防措施，如主动肌肉收缩、足底泵、间歇充气加压装置等安全有效的物理手段；密切观察出血风险，制订个体化抗凝方案。

9. 优化镇痛方案 · 疼痛是所有外科手术患者术前最关心也是最担心的问题。由于组织的破坏、截骨以及假体植入等，疼痛是关节置换术后最常见的患者反应，也是许多关节置换患者不满意的主要原因之一。相对膝关节置换而言，髋关节置换术后疼痛虽然较轻，但也需要口服或静脉使用镇痛药物以缓解症状，并有利于术后早期康复锻炼。DAA已被证实可以最大限度地减少组织创伤、减轻术后疼痛，有利于术后早期快速康复。文献研究发现，与前外侧入路及后侧入路相比，DAA 可以减少约 20％术后阿片类镇痛药物的使用量，这对于患者术后尽快达到功能康复至关重要。而且，减少阿片类药物的使用对于避免其药物相关并发症，如便秘、尿潴留、瘙痒、恶心呕吐、呼吸抑制和成瘾风险也非常重要。但是，不可否认的是，即使是最微创的髋关节置换技术，术后疼痛仍然是客观存在的。

与其他手术一样，THA 术后患者采用多模式镇痛方案已被证实有效。虽然单独使用口服和静脉用药、周围神经阻滞麻醉和椎管内镇痛技术已用于临床且效果确切，但协同上述多种方式是进行疼痛管理最有效的策略。此外，阿片类药物和非甾体抗炎药（NSAIDs）是术后使用镇痛药的重要组成部分，不同药物的相互组合、协同给药可以减少阿片类药物总使用量，从而在确保镇痛效果的同时减少各种药物的不良反应。局部浸润麻醉一般对于THA 患者都是较好的选择，可以最大限度减少患者对阿片类等镇痛药物的需求。对于术后预期有明显疼痛的患者，比如髋关节翻修手术等，可选择性使用周围神经阻滞麻醉或硬膜外置管，也可以达到良好的镇痛作用并减少口服或静脉用药剂量。相比 NSAIDs 药物的胃肠道和心血管潜在风险，阿片类药物的不良反应更需要引起足够的重视，尤其是在髋关节置换的老年患者人群中，包括呼吸抑制、恶心呕吐、减少胃肠蠕动、尿潴留和麻醉药依赖性。

DAA－THA 手术围手术期镇痛方案也包括超前镇痛、术中镇痛和术后处理三个方面。

（1）术前超前镇痛：术前镇痛又称超前镇痛，患者教育对于疼痛控制也有一定的作用。人工关节置换患者常伴有焦虑、紧张情绪，通过宣教，同时配合物理和自我行为疗法，辅以药物治疗，可以达到理想的疼痛控制和提高疼痛阈值的目的。分散注意力、放松疗法及自我行为疗法等均是可行的方法。用药应选择不影响血小板功能的药物，如对乙酰氨基酚、塞来昔布等，以提高手术的痛阈。

（2）术中镇痛：术中镇痛的目的在于预防或减轻术后疼痛，提高 THA 患者术后舒适度，增加康复信心，加速康复进程。术中能够影响术后疼痛最重要的一个措施便是微创手术操作，这也是 DAA－THA 手术的精髓所在。通过肌肉软组织和神经间隙的手术，最大程度减少不必要的组织切割、剥离和损伤，能够有效减少组织创伤性炎症反应，减轻疼痛。利用啰派卡因等进行关节囊和其他组织浸润麻醉以及局部神经阻滞麻醉也是非常有效的手段。对于 DAA－THA 患者，可选择腰丛或骶丛神经阻滞，或关节囊、阔筋膜张肌以及松解的组织局部浸润麻醉。有文献报道采用罗哌卡因为主的混合制剂进行切口周围注射镇痛，可显著降低术后疼痛程度，增加关节活动度，减少口服镇痛药物的使用量。

（3）术后镇痛：由于 DAA－THA 技术对肌肉和软组织的干扰和损伤较小，患者的术后疼痛一般并不严重。术后镇痛可采用冰敷、患肢抬高、非甾体类镇痛药、阿片类镇痛药、自控镇痛泵、镇静催眠药等多种措施，而镇痛药物的合理使用又是 DAA 微创人工髋关节置换术的重要方面。术后一般采用联合使用阿片类和非甾体类镇痛药物序贯应用的模式,以控制疼痛,并且有利于早期下地及康复训练。严重的术后疼痛会影响功能锻炼,可造成一系列病理生理变化,对康复产生不利影响,因此术后镇痛管理对于关节功能的快速恢复尤为重要。

10. 功能锻炼 · 术前积极功能锻炼可以增加患者肌肉力量储备,减轻术后疼痛,缩短术后恢复时间,缩短住院时间,节省住院费用,减少相关并发症。良好的疼痛控制有利于患者早期功能锻炼、增强肌肉力量和增加关节活动度。术前可指导患者进行增加肌肉力量的训练,手术当天即可进行床上和床下功能锻炼,术后良好的疼痛控制,能促使患者进行积极主动的功能康复,尽早达到术前制订的目标。特别是股四头肌、髂腰肌和臀中肌等的力量训练,对于人工髋关节置换术后功能和步态的恢复至关重要。术后长期卧床可使肌肉萎缩,影响肺功能恢复,以及诱发血栓形成。因此在病情允许的情况下,应尽可能早期下床活动。有研究表明,术后早期下床活动及适当的康复训练,对髋关节功能的恢复非常重要。另外 THA 术后康复训练是长期的过程,治疗的成功取决于手术的技术和术后的康复,出院后关节的康复训练和关节保护也非常重要,因此需要制订详细周密的出院后康复训练计划,做好出院指导。Batailler 等报道一组 32 例双侧髋关节病变采用 DAA 一期双侧置换的病例,术后平均 4 个月左右 28 例患者即可恢复到术前的运动强度和能力,剩余 4 例也不是因为无法达到术前运动强度,而是没有相应的运动意愿和动力。这个研究充分说明术后的关节和肌肉功能康复锻炼非常重要,这将在下一节中详细讨论。

围手术期的其他措施还包括睡眠管理、伤口管理、优化尿管应用、预防术后恶心呕吐、功能锻炼、出院后管理和随访管理等,其中的许多知识和观点甚至颠覆了传统外科理论,如减少相关并发症、缩短术后恢复时间、利于早期功能锻炼、减少住院时间和费用、提高患者的舒适度和满意度,从而达到快速康复的目的。

11. 优化引流管应用 · THA 患者术后放置引流管可以减轻关节周围的肿胀及瘀斑,缓解疼痛,同时也可以监测隐性失血量。对于 DAA 的 THA,一般不需要放置引流管,术中只需要对旋股外侧血管进行仔细分离和电凝。而且放置引流管会在一定程度上加重患者的心理负担,造成患者行动不便以及增加意外脱落的风险,不利于患者的早期功能锻炼,降低患者的舒适度及满意度。如果确实需要放置术后引流,则一般建议在术后 24 小时拔除,这样既可以达到引流积液的目的,同时又可以避免逆行感染的风险以及有利于术后的关节功能康复训练具体建议如下。

(1)不放置引流管指征:采用微创操作技术及关节囊内操作,无严重畸形矫正;术中止血彻底,出血少,未进行切口延长、未增加软组织剥离显露或截骨等操作。

(2)放置引流管指征:严重关节畸形需增加肌肉剥离或截骨矫正者;术后关闭切口前发现手术创面渗血明显。

(3)拔除引流管指征:隐性出血趋于停止(引流管无明显出血或引流管血清分离)时尽早拔除引流管,一般建议尽量在术后 24 小时拔除。

12. 伤口管理 · 手术后伤口渗液、出血会影响伤口愈合,易致术后伤口愈合不良甚至感染。常规纵向 DAA 手术切口皮肤张力较大,对愈合会产生一定的影响;而 Bikini 切口的 DAA 手术更是直接位于腹股沟区域,容易污染并造成伤口愈合不良或感染。文献也均报道在肥胖患者或者既往髋部有手术史的患者中,这种术后伤口并发症的发生率更高。

建议:术中始终保持微创操作,既要减少对切口肌肉组织的挤压,也要避免对切口皮肤的挤压和挫伤;条件允许的情况下,尽量保留前方关节囊并于术后缝合修补;仔细关闭缝合阔筋膜张肌的筋膜;使用氨甲环酸减少伤口内出血、避免血肿形成,同时抑制炎症反应。

13. 优化尿管应用 · 术后留置尿管可以缓解 THA 术后尿潴留等并发症,促进膀胱功能恢复。但术后留置尿管会明显增加尿路感染的发生率、不利于早期功能锻炼、降低患者满意度、延长住院时间。在进行 DAA 微创人工髋关节置换手术中,不推荐常规安置尿管,若术中需要留置建议在手术结束时即刻拔除。手术时间长、术中出血量多、同期双侧 THA 术后发生尿潴留的风险高,应安置尿管预防尿潴留,但也不应超过 24 小时。具体建议如下。

（1）安置尿管指征：手术时间长，>1.5小时，估计手术失血量超过总血量的5%或>300ml；同期双侧DAA-THA手术患者，术后下地时间可能延缓；伴有身体其他合并症估计术后康复速度较慢者。

（2）不安置尿管指征：对于绝大多数DAA微创人工髋关节置换术，由于手术时间短，术中出血可控且较少，一般不需要留置尿管。

14. 预防术后恶心呕吐·全身麻醉患者术后恶心呕吐（postoperative nausea and vomiting，PONV）的发生率为20%~30%，高危患者发生率为70%~80%。PONV降低THA患者术后的舒适度和满意度，影响早期功能锻炼，减慢康复进程。在DAA微创人工髋关节置换术中，术后发生PONV将延缓早期下地活动，并延长住院时间。预防体位（垫高枕头、脚抬高）可以减少PONV的发生。术中使用地塞米松、术后使用莫沙比利能有效降低PONV的发生率，且不增加消化道并发症及其他并发症；改进麻醉药物的使用类型和剂量，对于预防和减少PONV也至关重要，需要与麻醉医师进行沟通。此外，术后静脉或口服应用阿片类镇痛药物，有时也会导致PONV的发生，则可以通过小剂量逐渐增加或者更换成非甾体类镇痛药物。

建议：术后保持头高30°~40°、脚高20°的预防体位；术前2~3小时口服莫沙必利5mg，以及术后每次5mg，每日3次，也可有效减轻PONV症状；术中静脉注射地塞米松10mg，术后4~6小时及次日清晨8时再次给予地塞米松10mg或联合昂丹司琼。

15. 出院后管理·THA患者出院后除了继续进行有效的镇痛、VTE预防、功能锻炼以外，还需要定期进行复查。若住院时间较短，则需要在术后第四天到门诊复查血常规、拍摄髋关节平片，以及观察伤口愈合情况。之后1个月、3个月和6个月，需要评估髋关节功能恢复情况，此后每年复查一次。建立随访档案，并充分利用现有互联网和多媒体手段及时保持患者与手术医师之间的有效沟通。关于术后的康复锻炼，THA患者术后可以选择到康复医院、社区医院或回家进行康复锻炼。研究表明，微创DAA-THA患者术后回家进行康复锻炼也可以获得很好的恢复效果，这可能与患者的心理因素、家庭成员支持和照顾有关，并且也可以减少医疗费用。出院后并不代表DVT或VTE的发生率就降低了，仍然需要按照指南的要求使用抗凝药物或物理预防手段，这点尤为重要。

建议：根据患者情况选择到康复医院、社区医院或回家进行功能康复。出院后继续应用抗凝血药预防VTE，口服抗凝药物由于其依从性高、服用方便且不用监测凝血时间，应成为首选；出院后有疼痛者应继续口服镇痛药物，阿片类或非甾体类均可；对于存在睡眠障碍者服用镇静催眠药；继续肢体功能锻炼。

上述围手术期快速康复的一系列措施，可总结如下（表6-1）。

表6-1　人工髋关节置换术ERAS实施流程

实施时间	实施项目	项目内容	介　　绍
入院和术前	患者教育评估	生活方式教育	通过门诊宣教、科普小册子等，告知患者戒烟戒酒
		入院宣教及护理/优化身体情况	所有患者在术前应接受专门的咨询服务，告知患者各种检查的目的与配合，术前准备的目的和意义，纠正患者的各种个人不良习惯，戒烟酒
			进行肺功能锻炼；指导患者如何进行有效咳嗽排痰；指导患者正确起床方式、手术体位练习、正确饮食等
			做好对患者及其家属的教育，告知患者手术日相关注意事项，将手术和麻醉过程以及可能发生的疼痛和疼痛评估方法及处理措施对患者进行宣教，消除患者对疼痛的恐惧；减轻患者的精神压力，并告知术后康复的详细步骤
			门诊医生确定评估进入ERAS通道，书面告知患者围手术期各项相关事宜，告知患者预设的出院标准和随访时间安排等

（续表）

实施时间	实施项目	项目内容	介　绍
术前	肠道准备	术前肠道准备	选择性进行胃肠道准备（排便困难,术前灌肠导致大便失禁需进行胃肠道准备;排便正常者不需要此项目）
术前	术前贫血治疗	贫血治疗	髋关节手术会造成一定程度显性和隐性出血,术前诊断为贫血的,参照《中国髋、膝关节置换术加速康复——围术期贫血诊治专家共识》进行贫血治疗
术前	禁食禁饮	术前禁食禁饮	仅限于首台手术 　术前禁食禁饮的方案具体如下:术前 10 小时(下午 8:00～10:00)口服 5% GS 800～1 000 ml,术前 2 小时(上午 5:00～6:00)口服 5% GS 400～500 ml,2 小时内不再饮水。无胃肠动力障碍患者麻醉前 8 小时禁食脂肪、油炸类食物;6 小时禁淀粉类固体食物及乳制品;2 小时禁清饮料
术前 15 分钟	预防性镇痛	术前镇痛	在术前采用 NSAIDs 类药物减轻痛觉过敏的发生,提高疼痛阈值,进而减轻术后疼痛的程度
术前	预防血栓栓塞	术前预防血栓栓塞	根据 2016 版《中国骨科大手术预防静脉血栓栓塞指南》进行预防,包括穿戴大小合适的弹力袜,伴有间断性充气压力泵,术前 12 小时内不使用低分子肝素等
术前 30 分钟	预防性抗生素的使用	静脉预防性抗生素	依据《抗菌药物临床应用指导原则(2015 年版)》,推荐使用抗生素品种为第一、二代头孢菌素。头孢菌素过敏者,可选用万古霉素
切皮前	麻醉	麻醉方案	根据患者的具体情况拟定麻醉管理和治疗方案。常规推荐全身麻醉或椎管内麻醉等。平卧位有利于老年患者术中呼吸管理,必要时定期测定动脉血气
术中	手术	手术方式	坚持微创操作理念,根据实际情况选择手术方式
	体温控制	避免术中低体温	术中应常规监测体温及采用必要的保温措施,如覆盖保温毯、液体及气体加温等
	液体管理	避免液体超载	采用目标导向液体治疗,维持血流动力学稳定保证气管及组织灌注、电解质平衡。注意止血带反应,避免围术期液体超负荷
	血液管理	术中止血	髋关节手术会造成一定程度出血,特别是隐性渗血,可使用氨甲环酸减少出血:静脉滴注或局部应用浸泡伤口 　仔细严密电凝或结扎旋股外侧血管的分支
	医用管道放置	尽量减少置管	不常规放置引流管利于患者尽早开始功能锻炼,若放置引流管,尽早(术后 24 小时)拔除,以降低感染风险和便于功能锻炼
	镇痛管理	术中镇痛	罗哌卡因实施神经干(丛)阻滞减少伤害性刺激传入,减少围手术期应激,预防性镇痛 　手术结束前 NSAIDs 类药物联合鸡尾酒关节周围注射进行预防性镇痛
术后第 1 天至出院前			采用棉被、中央空调、输液加热装置等措施维持正常体温及舒适度 　根据《防治术后恶心呕吐专家意见(2014)》进行术后恶心呕吐的预防,确定患者发生 PONV 的风险,术中即开始联合使用药物预防恶心呕吐(地塞米松、甲氧氯普胺、氟哌利多、格拉司琼等),围术期尽量避免使用可能引起呕吐的药物如新斯的明、阿片类等药物 　依据《抗菌药物临床应用指导原则(2015 年版)》,推荐使用抗生素品种第一、二代头孢菌素,根据患者手术类型及手术方式不同进行不同时长的抗生素使用,预防感染 　术前诊断为缺铁性贫血或术后急性失血性贫血者可采用铁剂或 EPO 治疗,或者输血

（续表）

实施时间	实施项目	项目内容	介　　绍
术后第1天 至出院前			不推荐留置尿管，但手术时间长、术中出血量多、同期双侧髋关节手术应安置尿管预防尿潴留，但尽量不超过24小时 鼓励患者进食高能量、高蛋白、高维生素饮食及富含钙质食物；食欲欠佳者可使用胃肠动力药及助消化药；营养不良患者，应在回家后继续口服辅助营养物 麻醉恢复后即可开始床上或者下床进行功能锻炼；根据患者客观情况，鼓励患者自主活动，逐步增加活动量；每天计划及落实患者的活动量，并且应建立患者的活动日记 采用多模式镇痛方式。术中实施的神经干（丛）阻滞可有效减缓术后早期疼痛、减少围术期镇痛药用量。术后根据VAS评分，以NSAIDs为基础用药，尽量减少阿片类药物的应用，以减少呼吸抑制、恶心呕吐、肠麻痹等并发症的发生风险
出院日			符合下列标准可以出院： 体温正常，常规化验指标无明显异常 伤口愈合良好：引流管拔除，伤口无感染征象（或可在门诊处理的伤口情况），无皮瓣坏死 术后X线片证实假体位置满意，置换侧髋关节稳定；没有需要住院处理的并发症和/或合并症 应充分遵守确定的出院指征；患者达到以上全部要求并愿意出院时，应给予出院；患者出院当日，完善效果评价，回收自评表
出院后	随访及结果评估	出院后随访及结果评估	术后1周进行电话随访及指导：检查切口，拆线，评价关节功能状况、治疗疼痛、睡眠障碍及预防VTE等 根据患者情况进行术后1/3/6/12个月定期随访、指导康复，进行患者满意度等效果评价

第二节 · 直接前方入路髋关节置换术后关节肌肉锻炼

与许多围手术期处理一样，髋关节置换的功能锻炼也是贯穿于术前和术后，包括术前的沟通宣教和评估。在严重髋关节病变患者中，比如严重髋关节发育不良，Pathe's病等臀中肌和外旋肌可能会发生不同程度的肌肉萎缩。不同原发疾病对关节活动范围和功能的影响也不尽相同。严重股骨头坏死、骨关节炎的患者，往往伴随有髋关节僵硬和活动范围明显受限，这往往提示术后可能需要加强活动范围的练习。而髋关节发育不良的患者常可见活动范围尚可，但髋周肌肉组织的张力受到一定程度的减弱，需要术后加强肌肉力量的训练。研究表明，术前加强髋部肌肉力量可能会改善THA术后机体功能状态。因此，术前应该对患者进行详细

的体格检查以评估患者关节功能障碍的程度、机体其他脏器功能是否存在异常、肢体的灵活性和肌肉力量是否存在缺陷等。

术前可以进行髋关节周围各组肌肉的等长练习，包括股四头肌、腘绳肌、梨状肌、腰大肌和髂胫束的伸展运动，均可以提高术前髋关节的灵活性，不仅有利于术后的关节功能和活动范围改善，也有助于术中的操作和显露。此外，术前进行适当的运动训练，以及饮食体重的改善、生活方式的干预，都将对术后的功能康复、减轻疼痛等等有一定的帮助。

术后的康复特别是关节活动的训练、负重行走的锻炼，需要因人而异。由于原发疾病不同，手术情况不同，使用的假体以及其稳定性的差异等，应

该由手术医师和康复师在术后恢复过程中制订个体化康复方案。原则是避免出现人工关节脱位、假体周围骨折等，以及避免不必要的肌肉肌腱刺激。之前康复指导中一直建议的直腿抬高练习已逐渐被抛弃，因为这个动作可能刺激到髂腰肌肌腱等功能单位，从而导致疼痛。

术后的髋关节功能康复锻炼大致可分为三个阶段，术后早期：0～6周，需要扶拐或助步器阶段；6～12周，完全负重行走阶段；12周以后，恢复正常生活阶段。根据DAA对肌肉组织干扰和影响的大小，每组肌肉恢复速度有所差异。从手术入路来看，内收、外展肌肉在术中影响最小，应该最先开始锻炼；而屈髋相关肌肉比如髂腰肌、股直肌和缝匠肌、阔筋膜张肌都会受到直接牵拉从而影响术后锻炼的时机。这也可以从临床研究报告中得出结论。Kulapat等通过对老年股骨颈骨折DAA微创人工髋关节置换术后患侧和健侧的屈髋、外展肌肉对比发现，外展肌力在术后6周即可达到健侧水平；而屈髋肌力需要3个月左右时间才可恢复到健侧水平。这也是与DAA对不同组肌肉牵拉和直接干扰相一致。因此我们将术后髋关节不同组群的肌肉根据三个不同阶段的不同状态，可以制订相应的关节康复训练计划。

1. 第一阶段(0～6周)·肌肉等长收缩训练为主，每天2～3次，每次20～30分钟。包括臀大肌训练、股四头肌等长收缩、内收肌训练等等。

(1) 臀大肌收缩练习：仰卧位，主动收缩两侧臀部，使其互相靠拢挤压(图6-4)。

(2) 股四头肌等长收缩：伸直下肢，收缩大腿前方肌肉使腘窝紧贴床面，并做直腿抬高样动作(不需要抬离床面)(图6-5)。

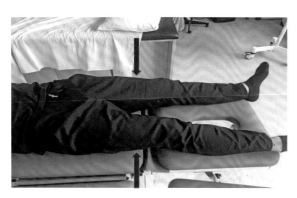

图6-4　臀大肌练习

(3) 内收肌练习：用双侧膝关节内侧夹持一软质小球，利用内收肌肉将其夹紧(图6-6)。

(4) 臀中肌锻炼：髋关节外展活动主要依赖臀中肌的功能，臀中肌的锻炼对正常步态的恢复起到关键的作用，若此功能受损则会出现Trendelenburg步态。臀中肌锻炼一般从仰卧位开始，通过慢慢向外侧滑动臀部，以30°～45°向外偏离身体来对抗重力作用，然后于侧卧位进行2～3周的髋关节固定抗重力练习(图6-7)。

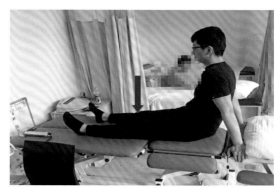

图6-5　股四头肌等长收缩练习

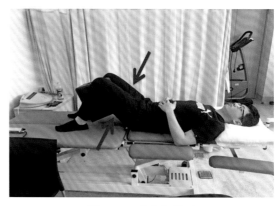

图6-6　内收肌练习

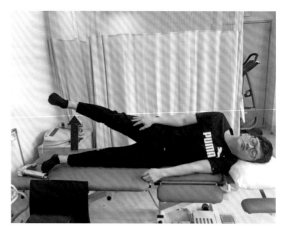

图6-7　侧卧位行臀中肌力量练习

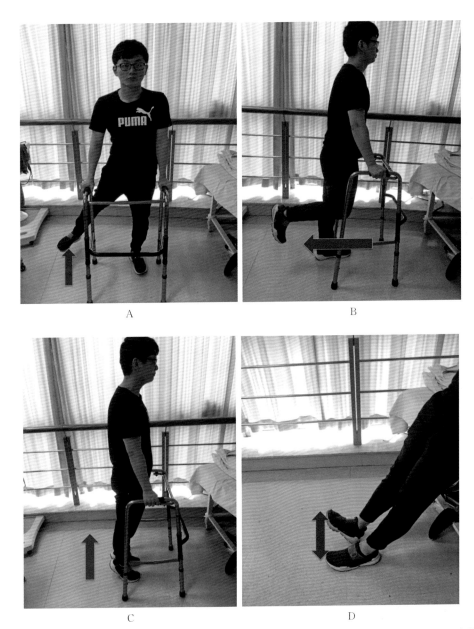

图 6-8 小腿及踝关节的锻炼。A. 站立位弯曲小腿。B. 单腿站立外展。C. 腓肠肌练习。D. 踝关节锻炼

此外,还可以在有助步器的辅助下,进行小腿弯曲、单腿站立外展、腓肠肌和踝关节活动锻炼(图6-8)。

第一阶段这些肌肉和关节的训练,有助于下肢肌肉的收缩,预防深静脉血栓的形成,应该在术后尽早鼓励活动。

2. 第二阶段(6～12周)·DAA-THA 术后经过第一阶段的恢复性锻炼,机体自身的软组织已基本修复,肌肉组织得到了恢复性牵拉,肌肉力量也得到了进一步加强。到术后第六周开始,可以弃拐或离开助步器等器具完全负重行走。在第二阶段的康复过程中,肢体关节的运动均以主动拉伸运动为主,在避免跌倒或摔伤的情况下,行走距离也没有限制,以自身感觉能承受为限。由于 DAA 人工关节的稳定性好,脱位率低,从第 6 周开始到术后 12 周,正常生活中的动作基本不受影响和限制,比如坐凳子、上卫生间、穿鞋子等,但是仍需要注意动作缓慢,控制幅度。需要经过这一阶段的进一步肌肉和关节训练,才能基本恢复正常生活状态(图6-9、图6-10 和图6-11)。

(1) 髋关节外旋练习:将患侧腿的脚踝放置在正常腿膝盖的下方进行外旋拉伸练习,如图6-12

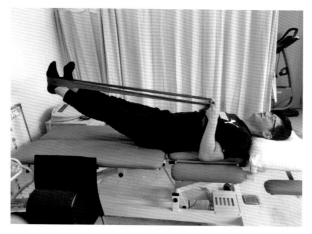

图 6 - 9 　仰卧位伸展腿部练习

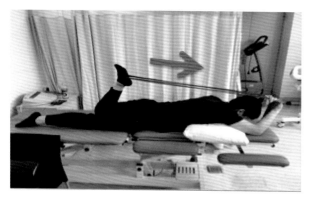

图 6 - 10 　俯卧位股四头肌伸展运动练习

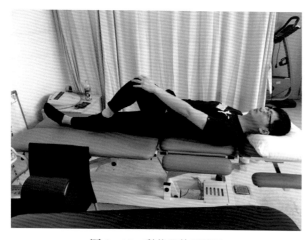

图 6 - 11 　梨状肌伸展练习

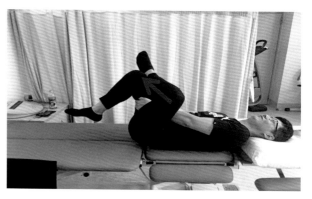

图 6 - 12 　外旋活动度训练

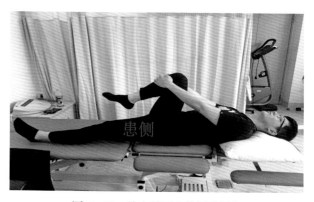

图 6 - 13 　放在平面上伸展髂腰肌

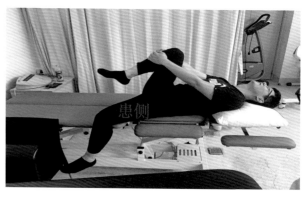

图 6 - 14 　将患侧置于床沿下方伸展髂腰肌

所示。这个伸展有助于改善日常活动中穿鞋、穿袜等动作所必要的外旋活动度。虽然 DAA - THA 术后,存在前方脱位的风险,但屈髋状态下外旋相对安全,只要动作轻柔缓慢。而 DAA 术后外旋活动僵硬是比较常见的现象,所以采用此种方案可以帮助髋关节尽快恢复正常状态。

(2) 髂腰肌锻炼:髂腰肌锻炼主要是对患侧髋关节进行伸展活动,可以在固定健侧髋关节的状态下,进行患侧髋关节的主动伸展运动。如图 6 - 13 放在平面上伸展或如图 6 - 14 将患侧置于床沿下方,逐渐拉伸髂腰肌。但是这个伸展运动会造成髋关节过伸,存在前方脱位的风险,因此,不宜超过 20°,且要缓慢进行。

(3) 弹性绷带辅助锻炼:利用不同弹性强度的弹力绷带,可以逐渐从低到高训练髋关节三个平面

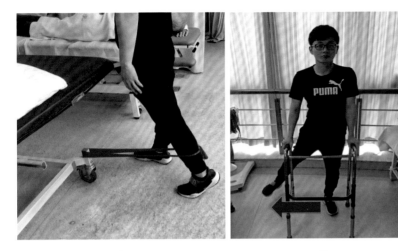
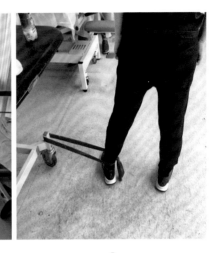

A　　　　　　　　　　B　　　　　　　　　　C

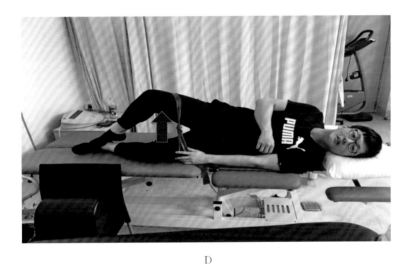

D

图 6 - 15　弹性绷带辅助锻炼。A. 后伸髋关节练习。B. 外展髋关节练习。C. 髋关节内收活动。D. 弹力带侧卧位外旋伸展练习

的活动肌力,以达到正常工作生活所需要的运动强度。这些弹性绷带的辅助极大地方便了患者在家康复训练,减少了对许多运动康复器械的依赖(图 6 - 15)。

　　3. 第三阶段(术后 12 周以后)· DAA - THA 术后身体康复治疗的第三阶段开始于术后 12 周,约 3 个月左右的时候。经过前两个阶段的锻炼和康复,髋关节、膝关节的活动范围基本都恢复了生理活动需要,肌肉力量也进一步加强。此时可以适当进行器械辅助的加强阻力锻炼,以及用弹力带辅助的强化关节活动协调性运动,以适应正常工作生活的需要(图 6 - 16 和图 6 - 17)。

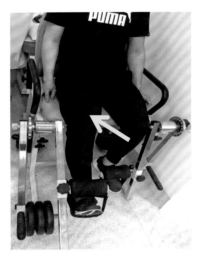

图 6 - 16　辅助器械练习

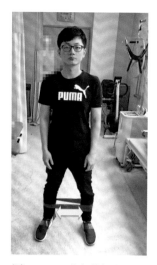

图 6-17 弹力带侧向运动

DAA-THA 术后的康复训练对于提高临床疗效至关重要。微创人工关节置换手术对于髋关节周围肌肉组织的损伤和破坏较小,术后康复的速度

可能会比上述三个阶段略有提前,但也需要循序渐进,切忌冒进造成一些并发症的产生。在第一、第二阶段,对于关节活动范围的增加、肌肉力量的增强非常重要;第三阶段可能会持续数月,直到机体完全适应工作和生活状态。训练过程中,可以逐步增加强度,并且正确使用器械或辅助弹力带等,达到更好的康复训练效果。最好有专业的康复训练师和手术医师进行定期评估,在保证人工关节安全的前提下进行。特别需要注意以下几点:①第一、二阶段,避免过度后伸和外旋患侧关节,以防人工关节前方脱位。②避免过早进行直腿抬高练习,因为这个动作会刺激髂腰肌肌腱,发生无菌性炎症导致前方腹股沟区疼痛。③康复训练从局部开始,逐渐过渡到整个下肢和全身;从单一平面运动到三维平面的肌肉协调运动;从等长收缩到借助器械增加阻力。

参 考 文 献

[1] Gautier Bon, Elias Ben Kacem, Pierre Marie Lepretre, et al. Does the direct anterior approach allow earlier recovery of walking following total hip arthroplasty? A randomized prospective trial using accelerometry [J]. Orthopaedics & Traumatology: Surgery & Research, 2019, 105: 445 - 452.

[2] David R. Maldonado, Joseph R. Laseter, BA Cynthia Kyin, et al. Direct Anterior Approach in Total Hip Arthroplasty Leads to Superior Outcomes at 3-Month Follow-up When Compared With the Posterior Approach: A Matched Study Using Propensity Score Analysis [J]. JAAOS Glob Res Rev, 2019, 3: e19. 00118.

[3] Kulapat Chulsomlee, Paphon Sa-ngasoongsong, Noratep Kulachote, et al. Hip muscle power recovery after hip replacement using anterior-based muscle-sparing approach in elderly femoral neck fracture: a prospective study in 40 patients [J]. Orthopedic Research and Reviews, 2018, 10: 31 - 39.

[4] Taunton MJ, Mason JB, Odum SM, et al. Direct anterior total hiparthroplasty yields more rapid voluntary cessation of all walking AIDS: a prospective, randomized clinical trial [J]. J Arthroplasty, 2014, 29(9Suppl): 169 - 172.

[5] Cecile Batailler, Anouk Rozinthe, Marcelle Mercier, et al. Return to Sport After Bilateral Single Stage Total Hip Arthroplasty Using the Direct Anterior Approach: A Case Control Study [J]. The Journal of Arthroplasty, 2019, 34: 2972 - 2977.

[6] Rathod PA, Orishimo KF, Kremenic IJ, et al. Similar improvement in gait parameters fllowing direct anterior & posterior approach total hip arthroplasty [J]. J Arthroplasty, 2014, 29(6): 1261 - 1264.

[7] William P. Barrett, Shelly E. Turner, Jeffrey A. Murphy, et al. Prospective, Randomized Study of Direct Anterior Approach vs Posterolateral Approach Total Hip Arthroplasty: A Concise 5-Year Follow-Up Evaluation [J]. The Journal of Arthroplasty, 2019, 34: 1139 - 1142.

[8] Coulter CL, Scarvell JM, Neeman TM, et al. Physiotherapist-directed rehabilitation exercises in the outpatient or home setting improve strength, gait speed and cadence afer elective total hip replacement: a systematicreview [J]. J Physiother, 2013, 59(4): 219 - 226.

[9] Rasch A, Bystrom AH, Dalen N, et al. Reduced muscle radiological density, cross-sectional area, and strength of major hip and knee muscles in 22 patients with hip osteoarthritis [J]. Acta Orthop, 2007, 78(4): 505 - 510.

[10] Lavernia C, D'Apuzzo M, Rossi M D, et al. Is postoperative function after hip or knee arthroplasty influenced by preoperative functional levels? [J] J Arthroplasty, 2009, 24(7): 1033 - 1043.

[11] Nathaniel J. Nelms, Christopher E. Birch, David H. Halsey, et al. Beynnon. Assessment of Early Gait Recovery After Anterior Approach Compared to Posterior Approach Total Hip Arthroplasty: A Smartphone Accelerometere Based Study [J]. The Journal of Arthroplasty, 2020, 35: 465 - 470.

[12] Kraucwursc BK, Wolf SI, Heitzmann DWW, et al. The influence of hip abductor weakness on fontal plane motion of the trunk and pelvis in patients with cerebral palsy [J]. Res Dev Disabil, 2013, 34(4): 1198 - 1203.

[13] Park S-D, Yu S-H. The effects of abdominal draw-in maneuver and core exercise on abdominal muscle thickness and Oswestry disability index in subjects with chronic low

back pain [J]. J Exerc Rehabil, 2013,9(2): 286 - 291.

[14] Horne PH, Olson SA. Direct anterior approach fr total hip arthroplastyusing the facture table [J]. Curr Rev Musculoskelet Med, 2011,4(3): 139 - 145.

[15] Memtsoudis SG, Rasul R, Suzuki S. Does the impact of the type ofanesthesia on outcomes differ by patient age and comorbidity burden? [J] Reg Anesth Pain Med, 2013,39(2): 112 - 119.

[16] Sebastian Seah, Mark Quinn, Mch Mfsem, et al. Postoperative Opioid Consumption After Total Hip Arthroplasty: A Comparison of Three Surgical Approaches [J]. The Journal of Arthroplasty, 2019,34: 2676 - 2680.

[17] Popping DM, Elia E, Marret E, et al. Protective effects of epidural analgesia on pulmonary complications afer abdominal and thoracic surgery: a meta-analysis [J]. Arch Surg, 2008, 143(10): 990 - 999.

[18] Guay J. The effect of neuraxial blocks on surgical blood loss and blood transfsion requirements: a meta analysis [J]. J Clin Anesth, 2006,18(2): 124 - 128.

[19] Mauermann WJ, Shilling AM, Zuo Z. A comparison of neuraxial block versus general anesthesia for elective total hip replacement: a meta-analysis [J]. Anesth Analg, 2006, 103(4): 1018 - 1025.

[20] Gottschalk A, Rink B, Smektala R, et al. Spinal anesthesia protects against perioperative hyperglycemia in patients under going hip arthroplasty [J]. J Clin Anesth, 2014, 26(6): 455 - 460.

[21] Pumberger M, Memtsoudis SG, Stundner O, et al. An analysis of the safety of epidural and spinal neuraxial anesthesia in more than 100 000 consecutive major lower extremity joint replacements [J]. Reg Anesth Pain Med, 2013,38(6): 515 - 519.

[22] Amiri HR, Zamani MM, Safri S. Lumbar plexus block fr management of hip surgeries [J]. Anesth Pain Med, 2014, 4(3): e19407.

[23] Ilfield BM, Mariano ER, Madison SJ. Continuous femoral versus posterior lumbar plexus nerve blocks fr analgesia after hip arthroplasty: a randomized, controlled study [J]. Anesth Analg, 2011,113(4): 897 - 903.

[24] Diakomi M, Papaioannou M, Mela A, et al. Preoperative fscia iliaca compartment block for positioning patients with hip factures fr central nervous blockade: a randomized trial [J]. Reg Anesth Pain Med, 2014,39(5): 394 - 398.

[25] Jun-Il Yoo, Yong-Han Cha, Kap-Jung Kim, et al. Gait analysis after total hip arthroplasty using direct anterior approach versus anterolateral approach: a systematic review and meta-analysis [J]. BMC Musculoskeletal Disorders, 2019,20: 63.

[26] Aguirre J, Baulig B, Dora C, et al. Continuous epicapsular ropivacaine 0.3% infusion after minimally invasive hip arthroplasty: a prospective, randomized, double-blinded, placebo-controlled study comparing continuous wound infsion with morphine patient-controlled analgesia [J]. Anesth Analg, 2012,114(2): 456 - 461.

[27] Solovyova O, Lewis CG, Abrams JH, et al. Local infiltration analgesia fllowed by continuous infsion of local anesthetic solution for total hip arthroplasty: a prospective, randomized, double-blind, placebocontrolled study [J]. J Bone joint Surg Am, 2013,95(21): 1935 - 1941.

[28] Neuman MD, Rosenbaum PR, Ludwig JM, et al. Anesthesia technique, mortality, and length of stay afer hip facture surgery [J]. JAMA, 2014,311(24): 2508 - 2517.

[29] Takahito Yuasaa, Hironobu Satoa, Motoshi Gomia, et al. Influence of surgical approach on final outcome in total hip arthroplasty for osteoarthritis in patients older than 80 years [J]. Journal of Orthopaedics, 2019,16: 334 - 336.

[30] Memtsoudis SG, Stundner O, Rasul R, et al. Sleep apnea and total jointarthroplasty under various types of anesthesia: a population-based study of perioperative outcomes [J]. Reg Anesth Pain Med, 2013,38(4): 274 - 281.

[31] Bulka CM, Shotwell MS, Gupta RK, et al. Regional anesthesia, time to hospital discharge, and in-hospital mortality: a propensity score matched analysis [J]. Reg Anesth Pain Med, 2014,39(5): 381 - 386.

[32] Susan W. Huntera, Pavlos Bobosa, Lyndsay Somervillec, et al. Comparison of functional and patient-reported outcomes between direct T anterior and lateral surgical approach one-year after total hip arthroplasty in a Canadian population: A cross-sectional study [J]. Journal of Orthopaedics, 2020, 19: 36 - 40.

[33] Slor CJ, de Jonghe JF, Vreeswijk R, et al. Anesthesia and postoperative delirium in older adults undergoing hip surgery [J]. J Am Geriatr Soc, 2011,59(7): 1313 - 1319.

[34] Miller AG, McKenzie J, Greenky M, et al. Spinal anesthesia: should everyone receive a urinary catheter? A randomized, prospective study of patients undergoing total hip arthroplasty [J]. J Bone joint Surg Am, 2013, 95(16): 1498 - 1503.

第七章

日间手术直接前方入路髋关节置换术

据统计,我国 2018 年有超过 70 多万人次接受了人工关节置换手术,包括髋关节和膝关节,预计这一数字还会随着人口老龄化而不断增加。但是随着关节置换手术的增加,除了手术效果以外,患者对于住院体验、康复速度等要求也在不断提高;同时,卫生管理部门和医保管理机构也对于在保证医疗质量的前提下避免过度检查和过度治疗,患者也对减轻医保负担提出了要求。在这些因素的共同影响下,越来越多的医疗机构和外科医生对于日间手术的模式产生了兴趣。在符合一定适应证的髋关节疾病患者中,结合微创技术和快速康复措施的日间手术可以最大限度地降低冗长而不必要的术后住院疗程相关的成本和负担,并提高患者的满意度。

随着 DAA 微创人工髋关节置换术在提高临床疗效和减少医疗支出方面的优势不断被报道以来,在髋关节置换领域使用 DAA 的比例越来越高,在国内近几年也出现了爆发式增长。据统计,美国 2000~2011 年间使用 DAA 的医师比例仅为 4% 左右,而在 2018 年一项针对 996 名 AAHKS(美国髋膝外科医师协会)成员的统计发现,当前使用 DAA 的关节外科医师比例已经超过一半,达到了 56.2%。在该项研究中我们还发现,43% 的关节外科医生报告他们的患者中一半以上要求行 DAA;超过 70% 的医生认为 DAA 有助于减轻术后疼痛、明显缩短住院时间以及更低的并发症发生率;超过 80% 的医生认为 DAA 短期临床效果明显优于其他手术入路。正是由于 DAA 损伤小、恢复快以及患者满意度高的优点,受到了越来越多关节外科医生的青睐以及髋关节病患的追捧。而这种优势正在逐步改变人们对于髋关节置换手术的传统认识,DAA 微创人工髋关节置换术在日间手术模式中得到了进一步发展和应用。

日间手术的 DAA 微创人工髋关节置换术·随着微创人工髋关节置换技术的发展,以及快速康复一系列措施的成功实施,门诊手术或者称日间手术的全髋关节置换技术逐渐成为一种选择。在一些发达国家,甚至比例可以达到 30%~40%。所谓日间手术,在不同国家和地区定义略有差别,基本是指在 1~2 个工作日完成术前检查评估、手术以及术后短暂观察的手术方式,具有高效、安全、满意度

高的特点。这种手术模式在人工髋关节领域的应用,打破了人们对于髋关节置换大手术、需要长时间卧床的传统观念。但是,在我国目前这种手术模式还尚未常规在医疗机构开展。

日间手术全髋关节置换有许多优势,文献报道其并发症的发生率、再入院率和再手术率并不比传统住院手术高,同时它可以节约医疗费用和医疗资源。DAA 微创人工全髋关节置换术是目前最适合开展日间手术髋关节置换的技术之一。由于 DAA 是从肌肉间隙进行手术,并不切断肌肉和肌腱组织,因此手术出血少,术后疼痛轻,关节功能恢复快,同时其术后人工关节脱位率也较低。快速康复的一系列措施,包括血液管理、感染预防、疼痛控制和康复训练等的应用,也为 DAA 日间手术髋关节置换提供了有力的保障。

在进行日间手术前,需要对患者的全身情况和髋关节病变进行仔细评估,并进行良好的沟通,了解是否适合进行日间手术及患者的意愿和期望值。文献证实,许多日间手术髋关节置换失败的原因主要来自于患者的心理因素,他们对这种手术模式缺乏信心。这就需要我们正确把握日间手术髋关节置换的适应证:

(1)相对年轻、基本健康状况较好。

(2)无心脏病史或重要脏器病史。

(3)无凝血功能异常或长期服用抗血小板药物。

(4)麻醉 ASA 分级 1~2 级。

(5)BMI<35。

(6)手术后有良好的社会及家庭支持。

美国麻醉医师协会(ASA)于麻醉前根据患者体质状况和对手术危险性进行分类,共将患者分为 6 级。

ASA 分级标准是:

第一级:体格健康,发育营养良好,各器官功能正常。围手术期死亡率 0.06%~0.08%;

第二级:除外科疾病外,有轻度合并症,功能代偿健全。围手术期死亡率 0.27%~0.40%;

第三级:合并症病情严重,体力活动受限,但尚能应付日常活动。围手术期死亡率 1.82%~4.30%;

第四级:合并症严重,丧失日常活动能力,经常

面临生命威胁。围手术期死亡率7.80%～23.0%；

第五级：无论手术与否，生命难以维持24小时的濒死患者。围手术期死亡率9.40%～50.7%；

第六级：确证为脑死亡，其器官拟用于器官移植手术。

根据ASA分级，一、二级患者麻醉和手术耐受力良好，麻醉经过比较平稳。三级患者麻醉有一定危险，麻醉前准备要充分，对麻醉期间可能发生的并发症要采取有效措施，积极预防。四级患者麻醉危险性极大，即使术前准备充分，围手术期死亡率仍很高。五级为濒死患者，麻醉和手术都异常危险，不宜行择期手术。

正确选择符合适应证的患者进行DAA日间手术髋关节置换，不仅有利于术前准备和围手术期处理，更对患者的医疗安全提供良好的保障。除了把握适应证，术前对患者的生理和心理状态进行调整也非常重要。通过术前沟通治疗过程、告知DAA手术的优势以及可能出现的并发症和应对措施来消除患者的焦虑，通过术前关节活动训练改善活动度，通过准备助步器等器械以及使用方法培训帮助术后尽快下地活动。DAA微创人工髋关节置换术的日间手术围手术期处理措施要点，总结如下（表7-1）。

表7-1　DAA日间手术髋关节置换围手术期处理要点

项目	DAA快速康复措施
静脉抗生素	手术前后各输注一次头孢类抗生素
疼痛管理	啰派卡因局部浸润麻醉；静脉使用帕瑞昔布2次/日，随后口服塞来昔布；不使用镇痛泵和神经阻滞药；尽量不口服或静脉使用阿片类镇痛药
血液管理	手术前后静脉各输注1g氨甲环酸
VTE预防	术后第一天开始口服利伐沙班直到术后35天
引流管和尿管	不放置引流管和尿管
功能锻炼和康复	术后2小时开始主动肌肉练习，情况允许可下地活动

术后需要制订统一标准，达到该标准方可安排出院，若术后发生了一些需要进一步住院治疗的情况，则应该继续住院治疗直至恢复。我们将出院标准定为以下四点：①能够独立上下床；②能独立使用卫生间；③扶拐连续步行超过30米；④没有需要住院治疗的并发症发生。全髋关节置换术后常见的一般反应，比如头晕、呕吐以及体位性低血压等，通过短暂的休息都可以自行缓解。但一些比较复杂的术后并发症则需要密切随访，如有需要随时应该再入院处理。出院后第一天可进行电话随访，了解患者的感受和基本情况。术后第三或第四天，应到门诊进行复诊，查看伤口愈合情况和血常规，拍摄X线片以及观察负重行走情况；之后康复训练、随访都与住院手术一致。

从很多发表的研究结果中可以发现，与传统住院手术模式相比，日间手术THA患者相对更年轻。这一情况是因为用于确定日间手术人工关节置换候选者的严格审查标准，基于对他们的医疗并发症、全身麻醉和围手术期风险的全面评估，而老年患者天生就更容易受到这些风险的影响。此外，年龄本身就是关节置换术围手术期并发症的一个已知的独立危险因素，高龄患者关节置换围手术期静脉血栓、感染、假体周围骨折以及人工关节脱位等并发症发生率较高。因此在日间手术的实践中，年龄是一个非常重要的筛选因素。

日间手术的另一个关注焦点，是围手术期并发症的发生率。Armin等的一项回顾性研究发现，与住院手术患者相比，门诊全髋关节置换的围手术期感染、人工关节脱位、关节僵硬、假体周围骨折、翻修以及其他术后心脏、肺和肾并发症的发生率基本相当，并没有因为术后观察时间的减少而增加。同时该研究指出，门诊手术模式不但没有影响患者的手术安全性，而且提高了患者满意度，降低了住院成本。尽管对于日间手术人工关节置换术的成本分析目前研究数据有限，且来源于国外的研究结果，但也有一定的参考价值。据研究预测，每位患者的成本节为4 000～7 000美元，主要归因于术后医院护理的高成本，当然这也与国情有关。Aynardi等人的统计结果显示，从2008～2011年，在其机构接受门诊THA的患者的总成本节约近7 000美元。从成本效益层面的考虑，总医疗费用的减少也是患者满意度一个非常重要的方面。基于现有的大样本研究数据，提示门诊人工全髋关置换术是医院传统人工全髋关节置换术的安全有效的替代方法，并发症发生率无明显差异。

从未来的发展趋势看来，随着人口老龄化的发展，髋关节疾病的发生率和需要全髋关节置换的病例会不断增长，通过严格的准入和审核，在合适的病例中将全髋关节置换按照日间手术的模式进行，可能也会在国内成为一种趋势。特别是类似DAA这样的微创手术技术的不断成熟和应用，通过严格的临床路径操作，在门诊环境中全髋关节置换似乎是一种安全有效的替代方案。

传统的全髋关节置换手术模式已经被证实是一种非常成熟的治疗方法，取得了良好的临床效果。尽管国外已经有许多研究报道了THA在日间手术中的可行性，但仍有许多研究关注其安全性，其中不仅包括患者，还有医生和医院管理者担心这种手术模式的有效性和安全性。Glassou等的研究结果发现，在健康状况相对较好的人群中，采用日间手术模式是安全的。随着微创髋关节置换技术的发展，手术本身对关节周围组织结构的破坏越来越小。这就减少了患者的疼痛，加快了肌肉力量的恢复，使患者能够早期主动活动，并大大提高了人工髋关节术后的稳定性。目前，微创直接前方入路髋关节置换术越来越多地被医生采用，肌肉和神经间隙入路的特点使髋关节周围肌肉的损伤最小化。许多研究已经证实，它可以加快恢复和减轻疼痛，同时减少在传统手术中观察到的并发症发生率。这使得DAA成为日间手术THA的一个很好的选择。

据报道，与其他手术入路相比，微创DAA可减少术后肌肉组织损伤和疼痛程度。它不仅使关节活动更早、更快，而且明显减少了术后止痛药物的使用，从而减少了药物引起的恶心、呕吐等不适症状的发生，有利于日间手术的开展。同时，DAA对臀中肌和短外旋肌群无直接损伤，术后早期髋关节活动功能和人工关节稳定性大大增强。它允许患者早期便可以进行下蹲和穿鞋动作，并尽快回到家庭和社会生活。许多研究表明，尽管DAA与其他传统手术入路（如后入路和直接外侧入路）的远期手术效果没有显著差异，但DAA在关节功能早期恢复方面具有明显优势，不仅加快了康复率，而且显著提高了患者满意度。微创DAA的优点，使全

髋关节置换术的日间手术操作模式变得切实可行和安全。我们的临床研究结果显示40例DAA日间手术并发症较少（浅表伤口感染1例，股外侧皮神经损伤4例），且与手术技术直接相关，而与采用日间手术方式无关，未发生人工关节脱位和深部感染等严重并发症。术后早期3个月内也没有发生一例再住院或再手术。从术后Harris髋关节评分结果看，术后1个月关节功能恢复情况日间手术的病例明显优于传统手术。这表明，与传统需要较长时间住院手术的方式相比，DAA-THA的日间手术方式具有显著优势，这也与以往其他研究结果一致。

在关节置换领域，快速康复的理念已被广泛接受。疼痛控制、血液管理、抗凝等一系列措施的应用，大大加快了髋关节置换术后患者的康复，降低了手术并发症的发生率，这也是采用日间手术模式所必需的。这种手术模式与微创DAA相结合，必然对人工髋关节置换产生革命性变化。有研究发现，微创DAA结合快速康复措施，可以使患者在全髋关节置换术后更早地下地负重行走，并显著缩短使用助行器的时间。其他研究报告也显示，DAA微创技术和快速康复措施的联合应用可以明显缩短住院时间。需要指出的是，在目前的临床实践中，无论在疼痛控制、抗凝还是感染预防方面，不管采用何种手术入路、何种手术模式，都没有显著差异。但我们提倡的日间手术DAA对于静脉输液、引流管和导尿管的放置以及早期下地活动锻炼、制订出院标准方面，需要有一定的变化和改进（图7-1～图7-4）。这与传统观念有一定的差异，实

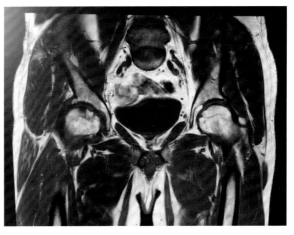

图7-1　57岁男性，右侧酒精性股骨头坏死，疼痛跛行2年

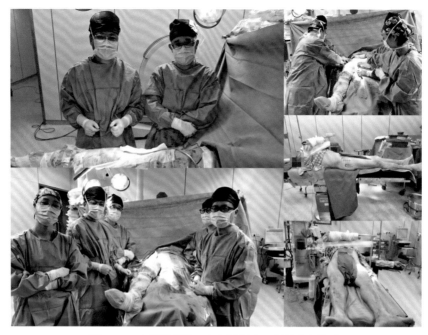

图 7－2　右侧仰卧位 DAA 微创人工髋关节置换术

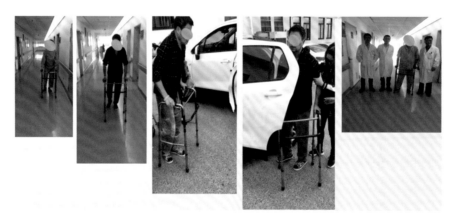

图 7－3　术后 2 小时下地负重，当天出院

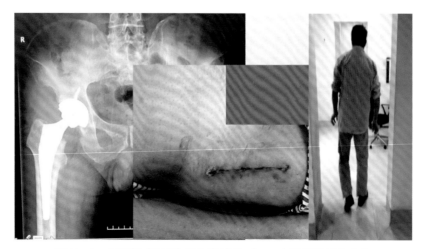

图 7－4　术后第四天门诊复查 X 线片、伤口、血常规及行走步态

践证明放弃使用引流管和导管并未造成影响，术后提前到 2 个小时鼓励患者积极锻炼下肢也并不影响手术的安全性。这些措施的应用，可以最大限度地减少患者的不适，提高信心，使患者术后尽快恢复到术前的生活状态。当然，也有报道发现术后尿潴留是影响日间手术方式发展的一个因素，但在我们的临床实践中并未发现此类问题。这可能也与麻醉方法的选择、围手术期静脉输液量或术前教育有关。另外，用局部浸润麻醉和静脉镇痛代替镇痛泵和神经阻滞更有利于术后肌力恢复，减少镇痛药的全身反应，缩短术后需要住院

观察的时间。

通过 DAA 日间手术髋关节置换的实践我们发现，在身体健康状况较好相对年轻的患者中，日间手术是一种安全、高效的手术模式。由于 DAA 微创人工髋关节置换术的各种优势，特别是在术后早期方面的优势，使得日间手术模式非常安全，能够减少医疗费用且患者满意度得到很大程度的提高。将来拥有更大发展和推广应用的前景，但是在一些细节方面（比如门诊与病房衔接、术前评估、术后短暂观察等）还需要根据国情、借鉴国外先进的经验进行完善和改进。

参 考 文 献

［1］ L. Ng，M. Mercer-Jones. Day case surgery guidelines［J］. Surgery，2014，32(2)：73 - 78.

［2］ Meermans G，Konan S，Das R，et al. The direct anterior approach in total hip arthroplasty：a systematic review of the literature［J］. Bone Joint J，2017，99 - B(6)：732 - 740.

［3］ Stambough JB，Nunley RM，Curry MC，et al. Rapid recovery protocols for primary total hip arthroplasty can safely reduce length of stay without increasing readmissions［J］. J Arthroplasty，2015，30(4)：521 - 526.

［4］ Van Den Eeden YN，De Turck BJ，Van Den Eeden FM. 24 hours stay after hip replacement［J］. Acta Orthop，2017，88(1)：24 - 28.

［5］ Sang W，Zhu L，Ma J，et al. The Influence of Body Mass Index and Hip Anatomy on Direct Anterior Approach Total Hip Replacement ［J］. Med Princ Pract，2016，25 (6)：555 - 560.

［6］ Fraser JF，Danoff JR，Manrique J，et al. Identifying Reasons for Failed Same-Day Discharge Following Primary Total Hip Arthroplasty［J］. J Arthroplasty，2018，33 (12)：3624 - 3628.

［7］ Glassou EN，Pedersen AB，Hansen TB. Risk of re-admission，reoperation，and mortality within 90 days of total hip and knee arthroplasty in fast-track departments in Denmark from 2005 to 2011［J］. Acta Orthop，2014，85(5)：493 - 500.

［8］ Homma Y，Baba T，Sano K，et al. Lateral femoral cutaneous nerve injury with the direct anterior approach for total hip arthroplasty［J］. Int Orthop，2016，40(8)：1587 - 1593.

［9］ Ozaki Y，Baba T，Homma Y，et al. Preoperative ultrasound to identify distribution of the lateral femoral cutaneous nerve in total hip arthroplasty using the direct anterior approach ［J］. SICOT J，2018，4：42.（Epub 2018 Sep 17）doi：10. 1051/sicotj/2018037.

［10］ Rudin D，Manestar M，Ullrich O，et al. The Anatomical Course of the Lateral Femoral Cutaneous Nerve with Special Attention to the Anterior Approach to the Hip Joint［J］. J Bone Joint Surg Am，2016，98(7)：561 - 567.

［11］ Patton RS，Runner RP，Lyons RJ，et al. Clinical Outcomes

of Patients With Lateral Femoral Cutaneous Nerve Injury After Direct Anterior Total Hip Arthroplasty ［J］. J Arthroplasty，2018，33(9)：2919 - 2926.

［12］ Watts CD，Houdek MT，Wagner ER，et al. High Risk of Wound Complications Following Direct Anterior Total Hip Arthroplasty in Obese Patients［J］. J Arthroplasty，2015，30(12)：2296 - 2298.

［13］ Debi R，Slamowicz E，Cohen O，et al. Acetabular cup orientation and postoperative leg length discrepancy in patients undergoing elective total hip arthroplasty via a direct anterior and anterolateral approaches ［ J ］. BMC Musculoskelet Disord，2018，19(1)：188.

［14］ Richards M，Alyousif H，Kim JK，et al. An Evaluation of the Safety and Effectiveness of Total Hip Arthroplasty as an Outpatient Procedure：A Matched Cohort Analysis［J］. J Arthroplasty，2018，33(10)：3206 - 3210.

［15］ Shofoluwe AI，Naveen NB，Inabathula A，et al. Internet Promotion of Direct Anterior Approach Total Hip Arthroplasty by Members of the American Association of Hip and Knee Surgeons ［J］. J Arthroplasty，2018，33 (1)：167 - 170.

［16］ Kanda A，Kaneko K，Obayashi O，et al. Preservation of the articular capsule and short lateral rotator in direct anterior approach to total hip arthroplasty［J］. Eur J Orthop Surg Traumatol，2018，28(6)：1111 - 1116.

［17］ Thaler M，Lechner R，Putzer D，et al. Two-year gait analysis controls of the minimally invasive total hip arthroplasty by the direct anterior approach［J］. Clin Biomech (Bristol，Avon)，2018，58：34 - 38.

［18］ Wang Z，Hou JZ，Wu CH，et al. A systematic review and meta-analysis of direct anterior approach versus posterior approach in total hip arthroplasty［J］. J Orthop Surg Res，2018，13(1)：229.

［19］ Peters RM，van Beers LWAH，van Steenbergen LN，et al. Similar Superior Patient-Reported Outcome Measures for Anterior and Posterior Approaches After Total Hip Arthroplasty： Postoperative Patient-Reported Outcome Measure Improvement After 3 months in 12 774 Primary

Total Hip Arthroplasties Using the Anterior，Anterolateral，Straight Lateral，or Posterior Approach［J］. J Arthroplasty，2018，33（6）：1786－1793.

［20］Taunton MJ，Mason JB，Odum SM，et al. Direct anterior total hip arthroplasty yields more rapid voluntary cessation of all walking aids：a prospective，randomized clinical trial［J］. J Arthroplasty，2014，29（9 Suppl）：169－172.

［21］Basques BA，Tetreault MW，Della Valle CJ. Same-Day Discharge Compared with Inpatient Hospitalization Following Hip and Knee Arthroplasty［J］. J Bone Joint Surg Am，2017，99（23）：1969－1977.

［22］Kelly MP，Calkins TE，Culvern C，et al. Inpatient Versus Outpatient Hip and Knee Arthroplasty：Which Has Higher Patient Satisfaction？［J］. J Arthroplasty，2018，33（11）：3402－3406.

［23］Stambough JB，Nunley RM，Curry MC，et al. Rapid recovery protocols for primary total hip arthroplasty can safely reduce length of stay without increasing readmissions［J］. J Arthroplasty，2015，30（4）：521－526.

［24］Ibrahim MS，Khan MA，Nizam I，et al. Peri-operative interventions producing better functional outcomes and enhanced recovery following total hip and knee arthroplasty：an evidence-based review［J］. BMC Med，2013，11：37.

［25］Savaridas T，Serrano-Pedraza I，Khan SK，et al. Reduced medium-term mortality following primary total hip and knee arthroplasty with an enhanced recovery program. A study of 4 500 consecutive procedures［J］. Acta Orthop，2013，84（1）：40－43.

［26］Gulotta LV，Padgett DE，Sculco TP，et al. Fast Track THR：One Hospital's Experience with a 2-Day Length of Stay Protocol for Total Hip Replacement［J］. HSS J，2011，7（3）：223－228.

［27］Pamilo KJ，Torkki P，Peltola M，et al. Reduced length of uninterrupted institutional stay after implementing a fast-track protocol for primary total hip replacement［J］. Acta Orthop，2018，89（1）：10－16.

［28］Bjerregaard LS，Bagi P，Kehlet H. Postoperative urinary retention（POUR）in fast-track total hip and knee arthroplasty［J］. Acta Orthop，2014，85（1）：8－10.

［29］Ibrahim MS，Twaij H，Giebaly DE，et al. Enhanced recovery in total hip replacement：a clinical review［J］. Bone Joint J，2013，95－B（12）：1587－1594.

［30］Marques EM，Jones HE，Elvers KT，et al. Local anaesthetic infiltration for peri-operative pain control in total hip and knee replacement：systematic review and meta-analyses of short and long-term effectiveness［J］. BMC Musculoskelet Disord，2014，15：220.

［31］Nick N. Patel，Jason A. Shah，Greg A. Erens. Current Trends in Clinical Practice for the Direct Anterior Approach Total Hip Arthroplasty［J］. The Journal of Arthroplasty，2019，34：1987－1993.

［32］Sang WL，Liu Y，Jiang YF，et al. Direct anterior approach with enhanced recovery protocols in outpatient total hip replacement［J］. Int J Clin Exp Med，2020，13（5）：3608－3615.

第八章

直接前方入路与其他入路髋关节置换术的比较——文献回顾

与其他新兴技术和新兴事物一样,DAA 技术必然会被与其他传统手术技术进行对比,研究者们试图从各个层面和维度了解这一"新入路"或"新技术"的优劣,而这本身也是临床研究非常重要的一部分。从最近 10 几年的文献中发现,与 DAA 进行对比最为频繁的是后侧入路和外侧入路,因为这两种入路均在临床广泛采用且获得了非常好的临床效果。

后侧入路是目前世界上最常见的全髋关节置换方法,由 Moore 于 1959 年提出。这种方法可以很好地显露股骨干,降低了股骨骨折的风险,但该技术需要切断或部分切断髋关节短外旋肌,对术后人工关节的后方稳定性造成潜在的影响。此外,后侧入路靠近坐骨神经,存在损伤的风险。但它不用切开外展肌,因此与外侧入路(Hardinge 方法)相比,步态干扰(trendelenburg 步态)的发生率大大降低。瑞典关节登记系统的一项研究显示,与直接外侧入路相比,后方入路患者的疼痛和功能评分好于外侧入路患者。

直接外侧入路是由 Hardinge 于 1982 年首次提出的。这种方法需要将覆盖在大转子上的前半部分骨膜进行剥离,然后牵开臀中肌和臀小肌。如果术中需要将切口向近端延伸,则会对臀上神经和臀上动脉存在危险。但这种手术入路的优点是,在必要的情况下可以扩大股骨的远端显露,而且理论上比后方入路脱位的风险更低。其最大的问题是如果术中对臀中肌腱干扰过多或造成其撕裂,可导致术后 trendelenburg 步态。

对 DAA 进行比较,最为集中的主要在三个方面:①早期康复速度和临床效果;②并发症的发生情况和安全性;③对人工关节假体位置的影响。而且纵观这些文献我们发现,既有前瞻性随机对照研究出现,也不乏大样本回顾性研究或系统评价研究。虽然大部分研究和对比的结果都是对 DAA 更有利的结果,但也有一些研究得出了与传统入路没有差别的结果甚至是相反的结果。比如,最新的一篇基于瑞典、澳大利亚和美国人工关节登记系统超过 50 多万例髋关节置换的研究结果显示,尽管澳大利亚和美国使用 DAA 比例远远高于瑞典,但是术后 5 年和 10 年随访却发现人工关节松动率却高

于瑞典。因此,我们希望通过本章节将最近十几年关于 DAA 与其他手术入路对比的研究结果进行分类讨论,从上述三个方面比较全面、客观地对 DAA 的临床疗效、并发症和影像学评价进行深入阐述,使广大读者对 DAA 有更深入的了解。

1. 早期康复和临床疗效・毫无疑问,无论是外科医生选择 DAA 还是患者的要求,都是因为相信 DAA 可以获得更快的术后康复速度,以尽快恢复到正常的工作和生活状态,而大多数临床研究的结果也都印证了这一点。William P. Barrett 等进行了一项前瞻性随机对照研究,将 DAA 与后外侧入路人工髋关节置换术进行对比发现,DAA 组患者术后第一天疼痛更轻,且能够独立上楼梯的患者比例更高,同时在术后 6 周内能够获得不受限制的行走患者也更多。Michael J. Taunton 等也进行了一项前瞻性随机对照研究,他们将 DAA 与微创后外侧入路(mini-posterior approach, MPA)进行对比,同样发现 DAA 组患者平均比微创后外侧组提前 6 天自愿放弃使用辅助器具。另一项 Christian P. Christensen 等的随机对照研究也显示,DAA 比后侧入路术后疼痛更轻、平均住院时间更短、更早弃用辅助行走器具。一项 1690 例的回顾性研究发现,与前外侧入路相比,DAA 术后恢复更快,髋关节 Harris 评分在早期更高。此外,David R. Maldonado、Jun-Il Yoo 等的研究发现,与后侧和前外侧入路相比,DAA 术后 3 个月的恢复情况明显更好,行走步态也更接近正常。

虽然很多文献报道 DAA 仅在术后早期具有优势,但也有研究发现尽管远期结果趋于一致,在某些方面 DAA 也仍旧存在优势。来自加拿大的研究结果显示,从患者自身报告的结果和身体活动表现角度,DAA 术后 1 年在 WOMAC 评分、步态速度和 SF－12 评分方面显著优于外侧入路。说明 DAA 对于肌肉软组织的保护在一定程度上也有利于远期的肢体功能恢复,特别是步态的恢复方面。来自 Innsbruck 的研究发现,与前外侧入路相比,术后 2 年 DAA 病例的步态恢复更佳,这或许跟 DAA 对髋关节外展肌的干扰少有关。而一项瑞士的研究发现,通过对 275 例直接前方入路髋关节置换病例的 10 年随访结果发现,人工关节的生存率达到

了 96.8%。

但是，也有不同的研究结果发现。Siri B Winther 等的前瞻性研究发现，尽管术后 3 个月 DAA 与后侧入路结果相近，但在术后 6 周时后侧入路的髋关节外展肌力优于 DAA。尽管已经有研究发现（JBJS，2011），基于术后血清肌酸激酶的升高程度间接反映 DAA 对肌肉组织的损伤更小。但 Knut、Erik、Mjaaland 等人的研究却得出了相反的结果，特别是在术后即刻及第四天，DAA 组的血清肌酸激酶显著高于外侧入路组，且 5 名手术医生均被认为已经跨越所谓的 DAA 学习曲线，是否说明 DAA 对肌肉组织的损伤并没有想象中那么小？然而从他们的报道中我们可以发现，尽管 DAA 组肌酸激酶较高，但术后疼痛却明显低于外侧入路组。作者也认为，血清肌酸激酶的升高可能与手术时间较长以及手术拉钩对肌肉组织的长时间挤压有关。法国的一项前瞻性随机对照研究结果提醒，与后侧入路相比，DAA 在术后 3 周至 12 周之间患者的关节功能评分并无差异，医生应该根据自己的经验选择熟悉的手术技术。Nathaniel J. Nelms 的研究也发现，DAA 在术后 1 个月时的步态恢复方面，并无明显优势。此外，Ronald E. Delanois 和 Rinne M. Peters 的研究结果认为，手术入路对术后 3 个月早期的人工髋关节功能恢复影响甚微。

从远期结果看，与我们大多数外科医生的观点基本一致，也就是 DAA 微创人工髋关节置换术与其他传统人工髋关节置换术的远期结果应该基本接近，并不会受手术入路的影响。Johannes C. Reichert 等经过 5 年随访发现，DAA 与外侧入路在关节功能、疼痛和生活质量方面没有差异。William P. Barrett 也进行了一项前瞻性研究，显示 DAA 组与后侧入路组均获得了良好的 5 年生存率、关节功能、并发症发生率和影像学评价。

从以上研究报告的结果看来，DAA 在减轻手术疼痛、改善早期功能恢复方面具有一定的优势，但是远期的临床疗效和手术并发症、假体生存率方面与传统的后侧入路及外侧入路并无显著的差异。同时，DAA 的临床效果还受到手术医生以及团队配合的影响，医生的经验将可能影响 DAA 的临床疗效。

2. 并发症的发生率·在第五章中我们已经详细讨论了 DAA 相关的并发症，包括神经和血管损伤、术中骨折、肌肉软组织损伤和假体不稳、脱位。这些并发症基本上都是与 DAA 的特点有关，无论是切口解剖位置还是手术操作的关系。学术界普遍认为这些并发症的发生与 DAA 的学习曲线有关，当顺利跨越学习曲线以后，并发症的发生率会有明显的下降。许多关于学习曲线和并发症的相关性研究，也已经证实了这一点。Kong 等将 100 例连续 DAA 微创人工髋关节置换术病例分成前后两组各 50 并进行对比发现，相关并发症发生率由前 50 例的 44% 下降到后 50 例的 16%。而且前 50 例患者在手术时间、住院时间、透视及并发症方面均明显增加。Kersten Berndt 等研究也发现，只有当跨越了学习曲线以后，并发症的发生率、假体位置等才能与其他传统技术的关节置换术数据相匹配。而各种文献中关于学习曲线的长短也存在较大的出入，20～100 例不等，大多数的作者发现应该处于 40～60 例的范围。因为影响学习曲线的因素有很多，包括术者习惯的术式、培训学习情况、使用假体以及工具的不同等。

但是，当跨越了所谓的学习曲线以后，DAA 的并发症发生率与传统入路相比如何呢。从近些年发表的临床论文结果来看，总体来说 DAA 微创人工髋关节置换术总的并发症发生情况与其他手术入路相比并无太大的区别；但是在某些并发症方面存在明显差异。比如神经的损伤、伤口的并发症比其他手术入路更高一些；而术后人工关节脱位率则比其他手术入路明显降低。Adam Hart 等通过对一项 1967 例包括后侧入路、外侧入路和前方入路的髋关节置换术后 30 天内并发症的发生率进行对比发现，三种常用手术入路之间并无明显差异。而 Danielle 等的研究结果却发现，与 DAA 相比，后侧入路的住院并发症发生率和由于人工关节不稳定造成的翻修率都较高，DAA 具有明显的优势。而一份来自 Rothman 研究所的 16 186 例髋关节置换研究结果显示，虽然 DAA 明显降低了后侧入路导致的关节不稳和脱位，但是 DAA 会导致更多的股骨假体松动从而需要进行翻修手术，这一问题需要引起重视。此外，Marc R. Angerame 的研究结果也发现与传统后侧入路相比,DAA可能会增加股骨假体的松动概率。而这或许跟微创手术造成显露不佳、股骨假体位置不良以及由于操作困难导致的股骨假体植入型号过小等有关。

神经损伤,特别是股外侧皮神经损伤是DAA无法回避的问题,尤其是在2010年来自加拿大的一份研究报告显示,研究者在全髋关节置换和髋关节表面置换的病例中发现该神经的损伤比例高达81%。由此导致越来越多的研究者开始关注切口与股外侧皮神经的关系以及相应的解剖研究。从瑞士大学的一项解剖研究发现,由于股外侧皮神经在DAA常规切口部位的分布变异,导致大约1/3的情况下对该神经的损伤几乎无法避免。因此,可以解释临床上较高比例的术后神经相关性疼痛、麻木和感觉异常。如果说股外侧皮神经损伤是由于切口位置的缘故,那么股神经的损伤则可能更多与手术相关。一个包括17 350例髋关节置换的研究显示,DAA在股神经损伤方面的发生率高于直接外侧入路,且部分损伤无法完全恢复。

另一个在DAA中的潜在并发症是伤口愈合的问题。由于DAA比其他髋关节手术入路更靠近腹股沟区域,可能造成一定程度的浅表感染风险。此外,由于纵向DAA切口并不顺着大腿近端外侧的皮肤纹理,且手术后局部的皮肤缝合张力较大,也是造成愈合困难的因素之一。由于DAA医师往往追求切口的大小,而且手术中由于显露和操作需要常会对皮肤切缘造成牵拉、切割和挫裂,也会导致伤口愈合问题。Christian P. Christensen等通过对1288例后侧入路和505例直接前方入路髋关节置换术的伤口愈合进行对比发现,直接前方入路有7例伤口出现愈合不良需要再次手术(1.4%),而后侧入路组只有3例需要再手术处理伤口(0.2%)。这一问题与患者肥胖程度、医生手术技术以及关节疾病的严重程度等有关。外科医生也通过改进手术工具、改善手术操作等方法避免过多损伤切口皮肤造成愈合不良。

术后人工关节的稳定性一直是DAA最大的优势,也是最受关节外科医生和患者喜爱的主要原因。由于DAA对髋关节后方稳定结构不造成直接威胁,后方关节囊,甚至前关节囊可以得到保留或

缝合,梨状肌和外旋肌群得到很好的保护,因此人工关节术后即刻便达到很好的稳定性,术后即刻可以进行锻炼和康复活动。许多临床研究也证实了DAA术后人工关节的脱位率基本在1%以下,比2%~3%的传统脱位率降低了许多。Dhiren Sheth、Sachiyuki Tsukada等的研究均发现,直接前方入路的术后脱位率低于传统后侧入路。但是,这种脱位率的降低优势似乎也只限于术后早期。因为众所周知,人工关节稳定性最重要的是假体的位置,位置不佳的人工关节即使采用DAA也仍然会发生前脱位或者后脱位。Joseph D. Maratt的一项大样本研究结果显示,DAA的术后人工关节脱位率(0.84%)与后侧入路(0.79%)并没有显著差异。而Antonio Klasan等1408例髋关节置换病例的研究却发现,DAA的人工关节脱位率达到了前外侧入路的4倍。所以,我们不应该盲目地认为DAA天生拥有低脱位率,而是应该在将关节假体放置在安全位置,然后通过进一步保护软组织来提高人工关节的稳定性。

3. 影像学评价·前面提到,人工髋关节置换术后假体的稳定性更关键的因素是假体位置和角度,软组织的保护只是锦上添花的作用。而远期的临床效果也依赖于正确放置假体以避免远期松动而进行翻修手术。因此,判断DAA人工关节假体位置是非常重要和关键的工作。文献中关于DAA是否会影响人工关节假体位置的准确性,存在争议。有一定关节置换经验的医生在手术中可以根据经验来判断髋臼或股骨的假体位置是否合适,同时也可以通过透视来进行确定和调整。但是,从其他手术入路特别是后侧入路转向平卧位前方入路的早期,由于患者体位的变化,对手术医生判断假体角度存在一定的适应期和过渡期。文献中关于DAA与其他手术入路进行假体位置的术后影像学比较来看,绝大多数研究结果都发现不同入路之间不存在明显的假体位置差异或者只存在微小的差别。Yuki Maeda等的研究结果发现,全髋关节置换术中采用仰卧位DAA、侧卧位DAA以及侧卧位后侧入路三种情况对于髋臼假体位置的精确性没有明显影响。一项挪威的前瞻性随机对照研究,影像评估164例外侧入路和前方入路的全髋关节置换的

假体位置，发现两组不同手术入路对人工关节假体位置仅有细微的影响。结果显示外侧入路髋臼的外展角度更精确，然而在股骨假体的对线以及下肢等长方面并无区别。Krishna R. Tripuraneni 等的研究也发现，与后侧入路相比，DAA 组人工关节稳定性和髋臼外展角度并无差异。然而，Antonia F. Chen 等的研究却发现，与外侧入路相比 DAA 可能会造成髋臼前倾角增大。这或许与 DAA 的学习曲线有关，显露不佳或下方拉钩及软组织阻挡在一定程度上影响髋臼前倾角；也可能与髋臼操作时过于俯视的操作角度造成了这一现象，需要引起大家的注意。

当然也不乏有研究发现 DAA 在人工关节假体位置精确性方面存在优势，特别是在髋臼侧假体角度的变异率方面更为明显。也就是说，采用 DAA 更容易将髋臼假体放置在安全角度范围。这也许是因为仰卧位相对后侧入路的侧卧位而言，减少了患者手术体位的影响和干扰，相比之下平卧位更容易准确判断髋臼假体角度和位置。William 等将 100 例直接前方入路和 100 例后侧入路髋关节置换的髋臼角度进行研究发现，直接前方入路组髋臼假体外展角的变异率更小，更精确。Weifeng Ji 等的研究也发现，在术中使用透视的情况下，DAA 能够更好地控制髋臼前倾角。Ronen Debi 等的研究则显示，与前外侧入路相比，直接前方入路在人工关节假体位置的精确性和双下肢等长的判断方面，更具有优势。此外，Sang Hong Lee、Timothy 等的研究也都支持 DAA 与其他常用手术入路相比能够更加有利于控制髋臼和股骨的假体位置。这些研究结果很大程度上依赖于 DAA 的仰卧体位，因为与侧卧位相比，仰卧位更有利于透视，且术中不会因为手术操作等关系造成体位的改变。这或许也是目前绝大多数医生更喜欢进行仰卧位 DAA 手术，而不采用侧卧位 DAA 的原因。

参 考 文 献

［1］ den Hartog YM，Mathijssen NM，Vehmeijer SB. The less invasive anterior approach for total hip arthroplasty：a comparison to other approachesand an evaluation of the learning curve — a systematic review ［J］. Hip Int，2016，26(2)：105 – 120.

［2］ Wang Z，Hou JZ，Wu CH，et al. A systematic review and meta-analysis of direct anterior approach versus posterior approach in total hip arthroplasty ［J］. J Orthop Surg Res，2018，13(1)：229.

［3］ Meermans G，Konan S，Das R，et al. The direct anterior approach in total hip arthroplasty：a systematic review of the literature ［J］. Bone Joint J，2017，99 – B(6)：732 – 740.

［4］ Yue C，Kang P，Pei F. Comparison of Direct Anterior and Lateral Approaches in Total Hip Arthroplasty：A Systematic Review and Meta-Analysis（PRISMA）［J］. Medicine (Baltimore)，2015，94(50)：e2126.

［5］ Wang Z，Bao HW，Hou JZ. Direct anterior versus lateral approaches for clinical outcomes after total hip arthroplasty：a meta-analysis ［J］. J Orthop Surg Res，2019，14(1)：63.

［6］ Thaler M，Lechner R，Putzer D，et al. Two-year gait analysis controls of the minimally invasive total hip arthroplasty by the directanterior approach ［J］. Clin Biomech (Bristol，Avon)，2018，58：34 – 38.

［7］ Reichert JC，Volkmann MR，Koppmair M，et al. Comparative retrospective study of the direct anterior and transgluteal approaches for primarytotal hip arthroplasty ［J］. Int Orthop，2015，39(12)：2309 – 2313.

［8］ Maldonado DR，Laseter JR，Kyin C，et al. Direct Anterior Approach in Total Hip Arthroplasty Leads to Superior Outcomes at 3-Month Follow-up When Compared With the Posterior Approach：A Matched Study Using Propensity Score Analysis ［J］. J Am Acad Orthop Surg Glob Res Rev，2019，3(12)：e19. 00118.

［9］ Winther SB，Husby VS，Foss OA，et al. Muscular strength after total hip arthroplasty. A prospective comparison of 3 surgical approaches ［J］. Acta Orthop，2016，87(1)：22 – 28.

［10］ Nelms NJ，Birch CE，Halsey DH，et al. Assessment of Early Gait Recovery After Anterior Approach Compared to Posterior Approach Total Hip Arthroplasty：A Smartphone Accelerometer-Based Study ［J］. J Arthroplasty，2020，35 (2)：465 – 470.

［11］ Peters RM，van Beers LWAH，van Steenbergen LN，et al. Similar Superior Patient-Reported Outcome Measures for Anterior and Posterolateral Approaches After Total Hip Arthroplasty：Postoperative Patient-Reported Outcome Measure Improvement After 3 months in 12 774 Primary Total Hip Arthroplasties Using the Anterior，Anterolateral，Straight Lateral，or Posterolateral Approach ［J］. J Arthroplasty，2018，33(6)：1786 – 1793.

［12］ Barrett WP，Turner SE，Murphy JA，et al. Prospective，Randomized Study of Direct Anterior Approach vs Posterolateral Approach Total Hip Arthroplasty：A Concise 5-Year Follow-Up Evaluation ［J］. J Arthroplasty，2019，34(6)：1139 – 1142.

［13］ Bon G，Kacem EB，Lepretre PM，et al. Does the direct anterior approach allow earlier recovery of walking following total hiparthroplasty? A randomized prospective trial using accelerometry［J］. Orthop Traumatol Surg Res，2019，105(3)：445 - 452.

［14］ Susan W. Huntera，Pavlos Bobosa，Lyndsay Somervillec，et al. Comparison of functional and patient-reported outcomes between direct anterior and lateral surgical approach one-year after total hip arthroplasty in a Canadian population：A cross-sectional study［J］. J Orthop，2019，19：36 - 40.

［15］ Christensen CP，Jacobs CA. Comparison of Patient Function during the First Six Weeks after Direct Anterior or Posterior Total Hip Arthroplasty（THA）：A Randomized Study［J］. J Arthroplasty，2015，30(9 Suppl)：94 - 97.

［16］ Mirza AJ，Lombardi AV Jr，Morris MJ，et al. A mini-anterior approach to the hip for total joint replacement：optimising results：improving hipjoint replacement outcomes［J］. Bone Joint J，2014，96 - B(11 Supple A)：32 - 35.

［17］ Mjaaland KE，Kivle K，Svenningsen S，et al. Comparison of markers for muscle damage，inflammation，and pain using minimally invasivedirect anterior versus direct lateral approach in total hip arthroplasty：A prospective，randomized，controlled trial［J］. J Orthop Res，2015，33(9)：1305 - 1310.

［18］ Delanois RE，Sultan AA，Albayar AA，et al. The Röttinger approach for total hip arthroplasty：technique，comparison to the direct lateralapproach and review of literature［J］. Ann Transl Med，2017，5(Suppl 3)：S31.

［19］ Taunton MJ，Mason JB，Odum SM，et al. Direct anterior total hip arthroplasty yields more rapid voluntary cessation of all walking aids：a prospective，randomized clinical trial［J］. J Arthroplasty，2014，29(9 Suppl)：169 - 172.

［20］ Rahm S，Tondelli T，Steinmetz S，et al. Uncemented Total Hip Arthroplasty Through the Direct Anterior Approach：Analysis of a Consecutive Series of 275 Hips With a Minimum Follow-Up of 10 Years［J］. J Arthroplasty，2019，34(6)：1132 - 1138.

［21］ Barrett WP，Turner SE，Leopold JP. Prospective randomized study of direct anterior vs postero-lateral approach for total hip arthroplasty［J］. J Arthroplasty，2013，28(9)：1634 - 1638.

［22］ Yoo JI，Cha YH，Kim KJ，et al. Gait analysis after total hip arthroplasty using direct anterior approach versus anterolateralapproach：a systematic review and meta-analysis［J］. BMC Musculoskelet Disord，2019，20(1)：63.

［23］ Xiangpeng Kong，Luis Grau，Alvin Ong，et al. Adopting the direct anterior approach：experience and learning curve in a Chinese patient population［J］. Journal of Orthopaedic Surgery and Research，2019，14：218.

［24］ Kersten Berndt，Stefan Rahm，Claudio Dora，et al. Total hip arthroplasty with accolade/trident through the direct minimally invasive anterior approach without traction table：Learning curve and results after a minimum of 5 years［J］. Orthopaedics & Traumatology：Surgery & Research，2019，105：931 - 936.

［25］ Andrew N. Fleischman，Richard H. Rothman，Javad Parvizi. Femoral Nerve Palsy Following Total Hip Arthroplasty：Incidence and Course of Recovery［J］. The Journal of Arthroplasty. 2018，33：1194 - 1199.

［26］ Christian P. Christensen，Tharun Karthikeyan，Cale A. Jacobs. Greater Prevalence of Wound Complications Requiring Reoperation With Direct Anterior Approach Total Hip Arthroplasty［J］. The Journal of Arthroplasty，2014，29：1839 - 1841.

［27］ Adam Hart，Cody C. Wyles，Matthew P. Abdel，et al. Thirty-Day Major and Minor Complications Following Total Hip Arthroplastyd A Comparison of the Direct Anterior，Lateral，and Posterior Approaches［J］. The Journal of Arthroplasty，2019，34：2681 - 2685.

［28］ Danielle Y. Ponzio，Lazaros A. Poultsides，Anthony Salvatore，et al. In-Hospital Morbidity and Postoperative Revisions After Direct Anterior vs Posterior Total Hip Arthroplasty［J］. The Journal of Arthroplasty，2018，33：1421 - 1425.

［29］ Andrew N. Fleischman，Majd Tarabichi，Zachary Magner，et al. Mechanical Complications Following Total Hip Arthroplasty Based on Surgical Approach：A Large，Single-Institution Cohort Study［J］. The Journal of Arthroplasty，2019，34：1255 - 1260.

［30］ Marc R. Angerame，Thomas K. Fehring，John L. Masonis，et al. Early Failure of Primary Total Hip Arthroplasty：Is Surgical Approach a Risk Factor［J］. The Journal of Arthroplasty，2018，33：1780 - 1785.

［31］ Sachiyuki Tsukada，Motohiro Wakui. Lower Dislocation Rate Following Total Hip Arthroplasty via Direct Anterior Approach than via Posterior Approach：Five-Year-Average Follow-Up Results［J］. The Open Orthopaedics Journal，2015，9：157 - 162.

［32］ Dhiren Sheth，Guy Cafri，Maria C. S. Inacio，et al. Anterior and Anterolateral Approaches for THA Are Associated With Lower Dislocation Risk Without Higher Revision Risk［J］. Clin Orthop Relat Res，2015，473(11)：3401 - 3408.

［33］ Joseph D. Maratt，Joel J. Gagnier，Paul D. Butler，et al. No Difference in Dislocation Seen in Anterior Vs Posterior Approach Total Hip Arthroplasty［J］. Journal of Arthroplasty，2016，31(9 Suppl)：127 - 130.

［34］ Klasan A，Neri T，Oberkircher L，et al. Complications after direct anterior versus Watson-Jones approach in total hip arthroplasty：resultsfrom a matched pair analysis on 1408 patients［J］. BMC Musculoskelet Disord，2019，20(1)：77.

［35］ Lin TJ，Bendich I，Ha AS，et al. A Comparison of Radiographic Outcomes After Total Hip Arthroplasty Between the Posterior Approach and Direct Anterior Approach With Intraoperative Fluoroscopy［J］. Journal of Arthroplasty，2017，32(2)：616 - 623.

［36］ Maeda Y，Sugano N，Nakamura N，et al. The Accuracy of a Mechanical Cup Alignment Guide in THA Through Direct Anterior and Posterior Approaches Measured with CT-Based Navigation［J］. Journal of Arthroplasty，2015，30(9)：1561 - 1564.

［37］ Ole-Christian L. Brun，Helge N. Sund，Lars Nordsletten，et al. Component Placement in Direct Lateral vs Minimally Invasive Anterior Approach in Total Hip Arthroplasty：Radiographic Outcomes From a Prospective Randomized Controlled Trial［J］. The Journal of Arthroplasty，2019，34：1718 - 1722.

［38］ Hamilton W G，Parks N L，Huynh C. Comparison of Cup Alignment，Jump Distance，and Complications in Consecutive Series of Anterior Approach and Posterior Approach Total Hip Arthroplasty［J］. Journal of Arthroplasty，2015，30(11)：1959 - 1962.

［39］ Tripuraneni K R，Munson N，Archibeck M J，et al. Acetabular Abduction and Dislocations in Direct Anterior versus Posterior Total Hip Arthroplasty：A Retrospective，Matched Cohort Study［J］. Journal of Arthroplasty，2016，

31(10)：2299 - 2302.

[40] Hong L S，Wook K S，Suenghwan J. Perioperative Comparison of Hip Arthroplasty Using the Direct Anterior Approach with the Posterolateral Approach [J]. Hip & Pelvis，2017，29(4)：240 - 246.

[41] Chen A F，Chen C L，Low S，et al. Higher Acetabular Anteversion in Direct Anterior Total Hip Arthroplasty：A Retrospective Case-Control Study [J]. Hss Journal，2016，12(3)：240 - 244.

[42] Ronen D，Evyatar S，Ornit C，et al. Acetabular cup orientation and postoperative leg length discrepancy in patients undergoing elective total hip arthroplasty via a direct anterior and anterolateral approaches [J]. BMC Musculoskeletal Disorders，2018，19(1)：188.

[43] Ji W，Stewart N. Fluoroscopy assessment during anterior minimally invasive hip replacement is more accurate than with the posterior approach [J]. International Orthopaedics，2016，40(1)：21 - 27.

第九章

直接前方入路微创人工髋关节置换术未来的展望

近年来，DAA 入路全髋关节置换术，因其减少手术创伤，缩短康复时间和改善患者预后而受到广泛欢迎。DAA 在过去十年中获得了巨大的普及，经历了惊人的增长和发展。最近的出版物、行业研讨会、专业会议和关节外科医生之间的在线讨论都显示了 DAA 的日益普及。DAA 相关的解剖学知识、技术和技巧的学习普及，专用的手术工具和植入物的改进，毫无疑问，DAA 已历经长时间的发展到成熟，在 THA 入路方面，与后外侧入路（PA）获得了同等地位。

然而，在关节外科学界，对 THA 的最佳入路仍然没有定论，可能还需要长时间的研究才能达成共识。

目前，据报道，在美国有 56% 的骨科医生开展 DAA 手术，其中，43% 的 DAA 外科医生声称，他们的 THA 患者中，超过 50% 要求行 DAA 手术。与 PA-THA 相比，73.2% 的 DAA 术者认为术后疼痛减少，70.0% 的 DAA 术者认为住院时间减少，72.4% 的 DAA 术者认为 DAA 的脱位率比 PA 低。此外，在一项一侧髋关节采用 DAA，另一侧髋关节采用 PA 的临床研究中，68.3% 的患者更愿意向朋友或亲戚推荐 DAA。据文献报道，DAA 作为一种肌间隙入路的手术技术，可以有效保护肌肉减少损伤，可以更准确地放置假体的位置，恢复肢体的长度和偏心距，减少脱位的风险，有更好的功能结果，以及较高的患者满意度。

目前大量的临床研究认为，DAA 和 PA 入路是两种优秀的、成熟的、应用最广的入路。DAA 在术后几个月内，在功能恢复方面明显优于其他入路，例如，可以更早开车，术后活动更早，睡眠障碍更少，脱位率更低，较少的动作限制，较少的疼痛等。到术后一年左右，DAA 和 PA 在髋关节功能恢复方面没有差异，都同样优秀。此外，有文献报道，DAA 术后十年生存率可达 97% 左右，拥有非常优秀的临床结果。

DAA 在术后早期康复中有着明显的优势，但同时也存在一些问题，比如：据文献报道，DAA 有较陡峭的学习曲线，平均操作时间也相对较长。有学者报道，DAA 最常见的问题是手术时间相对较长、股外侧皮神经损伤，以及医源性骨折的风险。

文献证实这与早期开展这一术式时，术者正经历学习曲线有关。因此在选择全髋关节手术入路时，需要结合手术医生的技术和偏好、关节解剖、手术条件以及患者的需求等几方面因素。有 DAA 术者认为，翻修病例（79.3%）、复杂解剖（65.0%）和显著肥胖（53.0%），是考虑使用后外侧入路的三个主要因素。

也有一些文献报道术后早期的康复速度与其他入路的微创改良手术并无显著差异，其他文献发现并发症的发生率、手术时间和手术出血量等方面 DAA 并不存在优势。因此也不应盲目选择某个手术入路，而应该考虑术者的经验和患者的受益程度。

但也有学者指出，目前大多数的临床研究都有其固有的不足，如大多是回顾性研究，样本量小，非多中心研究等，所以都无法有力地给出决定性的证据。希望未来能有更多的多中心前瞻性随机临床研究开展，来进一步探讨 DAA 和 PA 之间的差异。

然而我们仍然相信，随着 DAA 技术的不断开展和普及，特别是技术培训和临床研究的不断深入，越来越多的同行能够更容易地跨越学习曲线，掌握 DAA 手术技术。十多年来我们一直致力于推广 DAA 手术技术，"直接前方入路微创髋关节置换技术"国家继续教育学习班是我们坚持这项工作的真实写照。在这个平台上我们得到了国内外许多 DAA 技术大师的指点和帮助，得到了广大关节外科同行的支持。希望本书就直接前方入路全髋关节置换术展开的研究、讨论和分析，能为现代微创髋关节手术医师的临床实践提供参考。

导航和手术辅助机器人技术在近些年人工髋、膝关节置换手术中开始逐步应用，为术中更准确地放置关节假体提供实时精确的指导。但经外侧或后外侧入路行髋关节置换术时，患者取侧卧位，导航定位较为困难，可能会增加手术时间，而 DAA 手术时患者处于仰卧位，因此有利于应用计算机导航技术。Kreuzer 等对比研究导航与非导航微创 DAA 髋关节置换术患者手术时间和髋臼杯角度，结果显示导航组髋臼杯角度平均为 41°，非导航组平均为 36°；导航组平均手术时间为 56 分钟，非导航组为 61 分钟；认为微创 DAA 髋关节置换术时应用导航技术更便捷,可减少手术时间,同时髋臼杯角度亦更精确。也有学者认为,平卧位 DAA 对于髋臼和股骨假体位置的把握具有优势,特别是在髋臼假体的安全区比例、假体角度变异率方面已经被证实得到明显提升,与术中应用导航设备相比,传统平卧位 C 臂机透视并无劣势。但在解剖变异复杂的髋关节置换中,导航技术更具有价值。

目前已经有许多外科医生及其团队发表了一些 DAA 相关的研究,包括解剖研究和临床研究,特别是近 6～8 年发表的文献数量急剧增加。将这些研究成果与改良的外科技术有效地结合在一起将进一步促进 DAA 微创人工髋关节置换术的发展。随着研究和临床实践的深入,将有更多关于 DAA 的研究成果和报道,获得更多的循证医学指导,开始更广泛地采用 DAA。此外,如果将 DAA 微创技术纳入关节专科医师教育培训,这会进一步普及DAA 技术。

最后,我要感谢上海交通大学附属第一人民医院骨科的同事们,正是全体同仁十几年来一如既往的支持和帮助,使我们关节外科团队在 DAA 手术技术的不断提高、完善中逐渐成长;感谢一直以来帮助和支持 DAA 技术发展、推广的国内外同道,是你们的博学和坚持才让我们坚信 DAA 微创人工髋关节置换术一定能够更好地造福广大患者;最后也要特别感谢我们关节外科团队、护理团队和 7 号手术室的姐妹们,是你们的努力和默默付出为我们守护着高效、安全、和谐的工作环境。我相信这本凝聚了我们关节外科团队十余年经验和心血的 DAA 手术技术专著的出版,能够帮助有志于微创人工髋关节的医生更好地了解和掌握这一技术,从而避免过多的弯路,最后去帮助广大髋关节疾病的患者重获功能,回归工作和生活。

参 考 文 献

[1] Stefan Rahm, Timo Tondelli, Sylvain Steinmetz, et al. Uncemented Total Hip Arthroplasty Through the Direct Anterior Approach: Analysis of a Consecutive Series of 275 Hips With a Minimum Follow-Up of 10 Years [J]. The Journal of Arthroplasty, 2019,34: 1132 - 1138.

[2] Bradley MP, Benson JR., Muir JM. Accuracy of Acetabular Component Positioning Using Computer-assisted Navigatio in Direct Anterior Total Hip Arthroplasty [J]. Cureus, 2019, 11(4): e4478.

[3] Melman WP, Mollen BP, Kollen BJ, et al. First experiences with the direct anterior approach in lateral decubitus position: learning curve and 1 year complication rate [J]. Hip Int, 2015,25(3): 251 - 257.

[4] Michel MC, Witschger P. MicroHip: a minimally invasive procedure for total hip replacement surgery using a modified Smith-Peterson approach [J]. Ortop Traumatol Rehabil, 2007,9(1): 46 - 51.

[5] Radoicic D, Zec V, Elassuity WI, et al. Patient's perspective on direct anterior versus posterior approach total hip arthroplasty [J]. Int Orthop, 2018,42(12): 2771 - 2775.

[6] Patel NN, Shah JA, Erens GA. Current Trends in Clinical Practice for the Direct Anterior Approach Total Hip

Arthroplasty [J]. J Arthroplasty, 2019,34(9): 1987 - 1993. e3.

[7] Matta JM, Shahrdar C, Ferguson T. Single-incision anterior approach for total hip arthroplasty on an orthopaedic table [J]. Clin Orthop Relat Res, 2005,441: 115 - 124.

[8] Zawadsky MW, Paulus MC, Murray PJ, et al. Early outcome comparison between the direct anterior approach and the mini-incision posterior approach for primary total hip arthroplasty: 150 consecutive cases [J]. J Arthroplasty, 2014,29(6): 1256 - 1260.

[9] Meermans G, Konan S, Das R, et al. The direct anterior approach in total hip arthroplasty: a systematic review of the literature [J]. Bone Joint J, 2017,99 - b(6): 732 - 740.

[10] Seng BE, Berend KR, Ajluni AF, et al. Anterior-supine minimally invasive total hip arthroplasty: defining the learning curve [J]. Orthop Clin North Am, 2009,40(3): 343 - 350.

[11] 俞银贤,马金忠. 微创直接前入路髋关节置换术相关研究[J]. 国际骨科学杂志,2014,35(1): 33 - 35.

[12] Den Daas A, Reitsma EA, Knobben BAS, et al. Patient satisfaction in different approaches for total hip arthroplasty [J]. Orthop Traumatol Surg Res, 2019,105(7): 1277 - 1282.